三维超声在产前诊断中的应用

3D ULTRASOUND IN
PRENATAL DIAGNOSIS

A PRACTICAL APPROACH

原著　*Rabih Chaoui*

　　　Kai-Sven Heling

主译　谢红宁（中山大学附属第一医院）

译者　谢红宁　周　敏　曹海英

人民卫生出版社

敬告

本书的作者、译者及出版者已尽力使书中的知识符合出版当时普遍接受的标准。但医学在不断地发展，随着科学研究的不断探索，各种诊断分析程序和临床治疗方案以及药物使用方法都在不断更新。强烈建议读者在使用本书涉及的诊疗仪器或药物时，认真研读使用说明，尤其对于新的产品更应如此。出版者拒绝对因参照本书任何内容而直接或间接导致的事故与损失负责。

需要特别声明的是，本书中提及的一些产品名称（包括注册的专利产品）仅仅是叙述的需要，并不代表作者推荐或倾向于使用这些产品；而对于那些未提及的产品，也仅仅是因为限于篇幅不能一一列举。

本着忠实于原著的精神，译者在翻译时尽量不对原著内容做删节。然而由于作者所在国与我国的国情不同，因此一些问题的处理原则与方法，尤其是涉及宗教信仰、民族政策、伦理道德或法律法规时，仅供读者了解，不能作为法律依据。读者在遇到实际问题时应根据国内相关法律法规和医疗标准进行适当处理。

图书在版编目（CIP）数据

三维超声在产前诊断中的应用/（德）拉比·沙维（Rabih Chaoui）原著；谢红宁主译. —北京：人民卫生出版社，2018

ISBN 978-7-117-26362-7

Ⅰ.①三… Ⅱ.①拉…②谢… Ⅲ.①妊娠诊断-超声波诊断 Ⅳ.①R714.15

中国版本图书馆 CIP 数据核字（2018）第 068422 号

人卫智网	www.ipmph.com	医学教育、学术、考试、健康，购书智慧智能综合服务平台
人卫官网	www.pmph.com	人卫官方资讯发布平台

版权所有，侵权必究！

图字：01-2018-0630

三维超声在产前诊断中的应用

主　　译：	谢红宁
出版发行：	人民卫生出版社（中继线 010-59780011）
地　　址：	北京市朝阳区潘家园南里 19 号
邮　　编：	100021
E - mail：	pmph @ pmph.com
购书热线：	010-59787592　010-59787584　010-65264830
印　　刷：	中国农业出版社印刷厂
经　　销：	新华书店
开　　本：	787×1092　1/16　印张：16
字　　数：	399 千字
版　　次：	2018 年 5 月第 1 版　2018 年 8 月第 1 版第 2 次印刷
标准书号：	ISBN 978-7-117-26362-7/R·26363
定　　价：	188.00 元

打击盗版举报电话：010-59787491　E-mail：WQ @ pmph.com

（凡属印装质量问题请与本社市场营销中心联系退换）

中文版序

当得知 *3D Ultrasound in Prenatal Diagnosis* 一书将被翻译成中文,我们感到非常高兴。我们相信您手中的这本书定不负所望,能够让您获取所需要的信息以帮助您提高三维超声技能。

有趣的是,三维超声被应用到产前超声诊断的初衷并不是作为诊断工具,而是用于婴儿电视节目里展示婴儿脸部的漂亮图像以及加强父母与胎儿的情感纽带。然而,人们很快就认识到它对正常和异常胎儿器官成像具有很大的潜力,这就是现在大多数医院正在使用三维超声作为医学扫查技术的原因所在。这段历史不禁让人想起个人电脑(PC)的发展史,从最初主要为电脑游戏玩家(例如 Atari、Commodore 等)开发的玩具,到现在发展成为为我们个人和职业生活带来革命性改变的最重要工具。

近 15 年来,我们每天都在使用三维超声技术,同时也一直在做三维超声培训工作。本书是多年三维超声教学实践的成果。根据我们的经验,要想用好三维超声,有以下几个步骤需要学习:

◆ 第一步,学习胎儿扫查技巧并优化超声预设,以获得良好的图像。

◆ 第二步,了解获取容积(3D)或一系列容积(4D)或特殊容积(STIC)的不同方法。

◆ 第三步,选择最好的方式把三维信息展示在屏幕上(称为三维显示)。

◆ 第四步,通过应用不同的工具,例如魔术剪、高分辨仿真模式、容积对比成像等工具,来处理容积数据以获得最佳的图像。

第一步扫查技巧无法在书中讲解,但是第二步至第四步,正是我们希望与读者分享的。

本书作为三维超声在产前诊断中应用的最新力作,用 500 多幅图像详尽展示了三维超声在产前诊断中的临床应用。书的前两章解释了容积数据的获取和展示;第 2 章~第 15 章对所有可用的工具都进行了逐一分步解释和展示;第 16 章~第 21 章集中探讨三维超声的临床应用,重点在于中枢神经系统、超声心动图、骨骼系统、胎儿面部和早期妊娠等领域,展示了正常和异常情况下的临床应用。

以下几位为本书中文版的翻译做出了巨大的贡献,在此表示感谢。首先,我们要特别感谢中国产科三维超声的开拓者谢红宁教授,她主译并审校全书,确保了翻译的准确性。其次,我们要感谢来自 GE Healthcare 的周敏和曹海英女士,她们一丝不苟地参与了部分章节的翻译。与此同时,非常感谢本书中文版由人民卫生出版社出版发行,保证了它与英文版具有同等的质量。最后,我们想感谢来自 GE Healthcare 的 Christian Grabner 先生,他帮助联系了人民卫生出版社和 De Gruyter 出版社,促成了本书中文版的翻译。

我们希望您能喜欢阅读本书,并能通过它提高您的三维超声技能,祝您和您的患者好运!

R. Chaoui, K. S. Heling
2018 年 1 月于柏林

原版序

1989 年，胎儿面部三维超声图像首获成功，被认为是三维超声问世以来的重大事件。7 年多以后，也就是在 1997 年，Merz 教授组织了第一届关于该主题的世界大会，该会议成为三维超声领域第一个重大科学事件。

2000 年前后，随着高速发展的计算机技术的引入，三维超声设备得到了广泛使用。事实上，目前超过一半的产科诊所和机构都在使用具有三维功能的超声设备。尽管三维超声设备普及很快，且已有大量关于产科三维超声成像的文献，但几乎未见这一领域的专业教科书。本书撰写的目的是填补该项空白，主要从三维超声的技术层面提供三维超声在产前超声中的应用指导。

过去的 10 年里，我们在三维超声的日常临床实践中投入了大量精力，组织并参与了许多关于三维超声的教育活动，非常积极地开展了研究和探索，对目前先进的三维超声技术做出了重大贡献。该书将我们在该领域的工作成果推向了一个高峰。

成功的三维超声检查包含两个重要组成部分：三维容积数据的采集和容积数据的后处理。本书将详细介绍三维容积数据采集和操作的实用方法及步骤。

该书分为三个主要部分：第一部分详述获取最佳容积数据的技术细节，第二部分介绍各种容积渲染成像模式，第三部分展示针对不同器官结构的三维超声技术的应用。本书采用 500 多幅图像辅助说明三维超声在产前诊断中的应用方法。

我们谨向以下几位专家致以诚挚的谢意，他们在探索三维超声之旅中做出了卓越的贡献：首先最需要感谢的是超声成像领域的巨人 Bernard Benoit 医生，他一直是我们的灵感源泉，如果没有他丰富的技术经验和艺术家的品味，许多三维超声工具就不可能发展起来；感谢奥地利 Kretztechnik（GE Healthcare）工程和管理团队的通力协作，以及他们多年来不懈的支持；我们还要感谢那些为书中所有图像做出贡献的患者，是他们不断激励我们推动这项技术的发展。

如果没有 De Gruyter 的专业出版团队，本书就不可能顺利出版发行。特别感谢 Simone Witzel 女士、Bettina Noto 医生和 Anne Hirschelmann 女士始终不渝的鼎力支持。

本书出版历时良久，今天非常高兴能够将这本最新的产科三维超声的著作奉献给大家。

R. Chaoui, K. S. Heling
2015 年 12 月于柏林

超声技术词汇

　　本书所有三维检查和经验均基于 General Electric，GE Healthcare 生产的 Voluson 超声设备，所有图像均为使用 Voluson E8 和 Voluson E10 采集的图像完成。术中所介绍的三维成像工具如 VCI®、TUI®、MagiCut®、GlassBody®、HDLive®、SonoAVC®、VOCAL® 及其他技术名词都受专利技术保护。为了便于阅读，全书省略了"®"标志。

缩略语

3D：three-dimensional ultrasound，三维（超声）

4D：four dimensional ultrasound，四维（超声）

Sono-AVC：sono automatic volume calculation，超声自动体积计算

VCI：volume contrast imaging，容积对比成像

VOCAL：Virtual Organ Computer-aided AnaLysis，虚拟器官计算机辅助分析

目录

第一部分：三维超声基础

1　三维和四维容积数据采集基础

1.1　简介

目前的三维超声技术是基于先进的、可获取一个容积或一个容积序列的机械或电子探头技术。采集到的三维容积数据以不同的形式显示在屏幕上：无论是显示为单幅、多幅的二维(2D)图像(参见第4、5和6章)或者显示为立体容积图像，都是为了展现容积数据(参见第3章)的表面或内部的解剖结构。一般认为，三维容积数据的采集、显示和分析是一种需要通过不断学习才能掌握的技能。要获取一个能提供有用信息或"漂亮"的高质量容积数据，不仅需要有好的后处理技巧，而且还需要在采集容积数据之前对二维图像进行调节。

1.2　容积数据采集准备

在采集三维容积数据的时候，有五点重要注意事项，分别是：
1. 在采集容积数据之前优化二维图像。
2. 根据不同的预期成像结果，选择一个最好的采集初始切面。
3. 采集框或容积数据框的调整。
4. 采集的容积角度的调整。
5. 容积数据质量和分辨力的调整。

1.2.1　采集容积数据之前优化二维图像

在采集三维(3D)、四维(4D)或空间时间相关成像(spatial and temporal image correlation, STIC)容积数据之前，想获得最佳的结果，必须要先优化二维图像，然后使用"参考切面"或"采集切面"作为三维容积采集的二维起始平面。一个三维容积数据是基于一系列相邻的二维图像重建而成的，每幅二维图像的分辨力都决定了容积数据的分辨力。除了提高线密度和图像帧频外，优化三维图像的方法还包括正确地把"感兴趣区域"放在采集框内，以及调整合适的焦点位置。在这里，容积采集框的角度大小和深度(采集角度)很重要。如果需要采集彩色多普勒容积数据，还需优化彩色分辨力、彩色优先和帧频。图1.1～图1.3展示了采集容积数据前正确的优化图像方法。

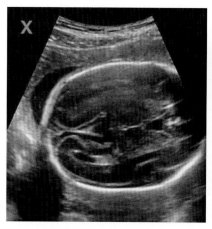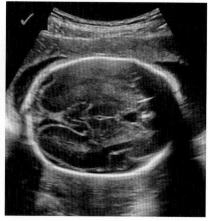

图1.1　左图：由于头部和颅脑显示不完整，采集三维后将会丢失部分结构信息。右图：头部位于图像的中央，显示完整，这个时候采集三维数据会更加理想

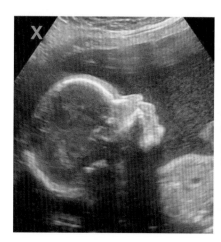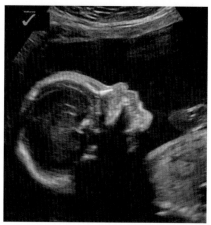

图1.2　左图：对于表面模式进行三维成像来说，图像太"亮"，对比度太低。右图：优化图像后，羊水回声降低，很好地衬托了胎儿表面的轮廓

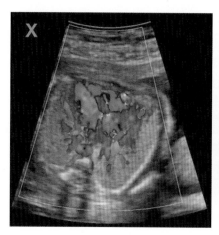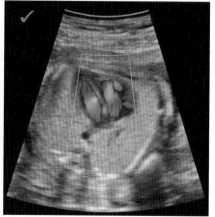

图1.3　左图：无论是采集静态3D还是采集STIC数据，图像的设置都没有调好，彩色多普勒速度标尺设置太低，导致溢彩。右图：优化后的效果

1.2.2 采集容积数据前选择最佳初始切面

在三维超声中,参考切面和与之相平行的切面的图像质量是最佳的,而重建的正交平面或其他倾斜切面图像质量会有所下降。虽然情况并非总是如此,但操作者在采集容积数据之前最好能够知晓容积数据的使用目的。

1.2.3 采集框或容积数据框

容积采集框决定了 3D 容积数据的两个参数,高度和宽度(图 1.4),分别对应 x 和 y 轴(图 1.5)。建议操作者调整采集框的大小,范围应涵盖目标容积的所有解剖结构。在采集 4D 容积数据的时候,可以把采集框的边界尽量靠近感兴趣的解剖结构,在显示 4D 图像时可以进行实时调整,但是对于采集静态 3D 图像,还是建议把采集框调大一些,从而避免把解剖结构邻近的一些其他结构遗漏。

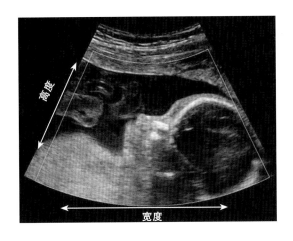

图 1.4 容积数据包括三个方向。图像的高度和宽度在 2D 模式下调整,深度通过调节采集角度调整,如 50°、70° 等(与下一幅图比较)

图 1.5 一个容积数据的大小包括了高度、宽度和深度。采集角度就是整个容积角度,参考切面把容积角度从正中间分开,前后各一半。参考切面几乎就是 3D 图像开始采集前,操作者在屏幕上看到的初始切面

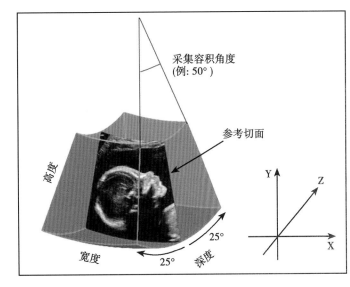

1.2.4　容积数据采集角度

采集角度是指与z轴相对应的容积数据的前后深度，即采集过程中探头内部晶片的摆动角度（图1.5）。在启动三维容积采集之前，操作者可通过调整容积角度这个参数来调整采集角度的大小。最佳的采集角度并没有"金标准"，主要取决于目标器官的解剖结构和采集的类型。采集角度是容积数据的总角度，但在采集的过程中，一半的角度会出现在参考切面的后面，另一半在参考切面的前面（图1.5）。根据检查的部位不同，容积数据框的大小和形状有所不同。图1.6和图1.7显示了不同类型的容积数据。例如，胎儿脊柱的采集框比较宽，但容积采集角度窄（图1.6），而心脏的宽度和角度几乎相等（图1.7）。

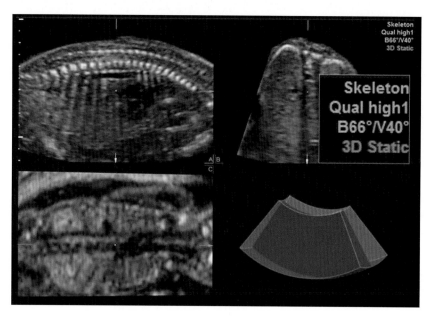

图1.6　容积数据的形状通常由被检查的部位决定。就脊椎和肋骨而言，采集框很大，容积角度较窄。容积数据的大小显示在屏幕上，宽度为66°，深度为40°

1.2.5　容积数据采集质量

三维容积数据的质量取决于所选择的容积采集的时间。操作者应注意，在相同的容积框角度下，采集速度减慢可以采集更多的图像和获得更好的分辨力，而快速采集则获得较少的图像，使图像的分辨力降低（图1.8）。此外，如果一个容积数据里有更多的切面图像信息用于三维计算，那么在多平面模式下重建的B和C平面图像质量较高，见图1.9、图1.10，比较上下两组图像。同时还应该知道，选择最大挡采集质量的设置不一定总能获得最佳的图像质量，操作者必须找到最适合的最佳预设。图1.11显示同一个胎儿，在使用低分辨力（左图）、中等分辨力（中间图）和高分辨力（右图）采集后的3D图像。笔者认为，中间的图像质量最好，面部光滑，而右边的图像类似伪像的细节太多。静态3D和4D采集时，容积采集的质量有低、中、高、最大等几个可调挡次，但是在进行STIC采集时，采集质量由采集时间控制，有7.5秒、10秒、12.5秒或15秒等挡次可选择。图1.12显示了同一胎儿静态3D（左图）和4D采集（右图）的三维图像，都具有较高的分辨力。

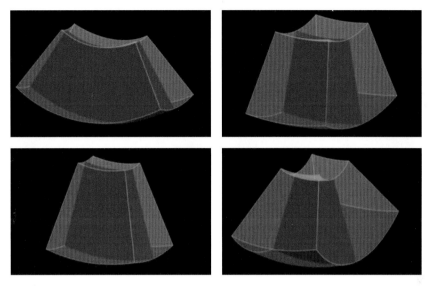

图 1.7　容积数据的形状通常由被检查的区域决定。左上图为典型的沿脊柱长轴采集的容积数据框形状;右上图形状适用于胎儿面部容积数据;左下图的容积数据框深度比较窄,是采集心脏 STIC 容积数据的容积数据框形状;右下图的容积数据框适用于采集一个比较大的部位,如胎儿头部、腹部、胸腔或一个完整的早孕期胎儿的容积数据

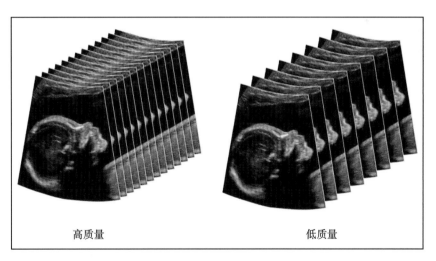

高质量　　　　　　　　　　　低质量

图 1.8　容积框角度相同,选择"高质量"采集(最大、高 2、高 1)将采集到更多的切面信息,从而获得更高分辨力的容积图像,而降低采集的挡次,将得到中低质量的容积图像

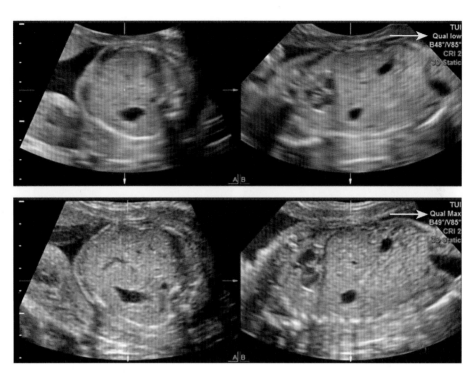

图 1.9 胎儿 3D 容积,选择低质量的容积采集(上图)和最大质量采集(下图)导致不一样的图像分辨力

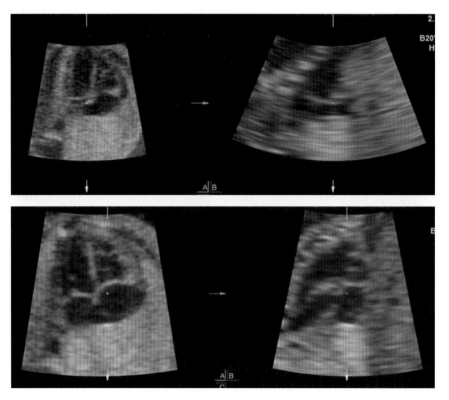

图 1.10 STIC 容积数据,上图采集持续时间短,相应的图像质量低,下图采集时间长,图像分辨力更好。分辨力不同源于采集容积数据的时间间期不同

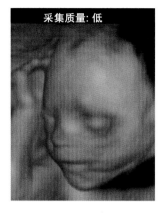
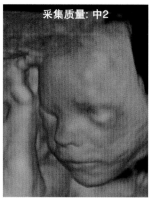
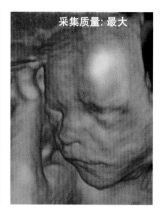

图 1.11　分别用"低""中 2"和"最大"的采集质量挡次对胎儿脸部进行静态 3D 成像。中间的图像显示最理想,这说明最理想的三维图像并非一定要选择最大的采集分辨力挡次

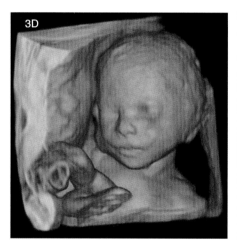
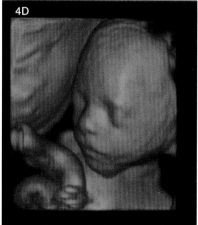

图 1.12　用静态 3D(左图)和 4D(右图)采集胎儿脸部三维容积,通常静态 3D 拥有更好的细节显示力和分辨力

1.3　容积数据采集的类型

采集容积数据的方法类型有四种,分别为:
1. 静态 3D
2. 机械三维探头的实时四维(4D)
3. 空间时间相关成像(STIC)
4. 电子矩阵探头的实时四维(4D)

1.3.1　静态 3D 采集

原理:静态三维采集是指采集单一的三维容积,它包含无数的相邻二维超声切面图,不包括时间或空间运动信息。目前,这是妇产科领域最常用的容积采集方式。

可能的用途:这一类型的采集方法很容易学会,操作者可以采集多个容积数据并储存起来,进行后期分析评估。静态三维采集通常以二维灰阶为预设,但也可以联合彩色多普勒、能量多普勒或二维灰阶血流(B-flow)来对含血管的结构进行容积数据采集。采集后可以采用不同的渲染模式进行显示,后面的章节将更详细地讨论这些内容。

局限性:静态三维采集的主要局限是无法评估与运动有关的结构,尤其是在灰度和彩色多普勒或能量多普勒的基础上评估心脏。瓣膜运动、心肌收缩性和血流不能依赖静态 3D 来评估。另一个很常见的局限性是,当采集过程中目标发生运动,会产生运动伪像,例如胎儿的面部、四肢、脊柱或其他部位发生运动(参见第 2、3 章)。

1.3.2 机械三维探头的实时四维

原理:目前大多数 4D 容积采集都是使用集成旋转微电机的机械容积探头。其原理与静态三维采集技术相似,其区别在于电机连续旋转,可获得连续的容积图像,显示为一个运动的动态三维图。在一定的时间范围内的一系列三维容积图的组合被称为四维成像(4D)。这种方法有不同的术语表述,包括实时三维、实时四维或 4D;本书中将使用术语 4D。

可能的用途:应用 4D 采集的主要优势是能够在屏幕上实时显示当前采集的 4D 容积图像,令人印象非常深刻,尤其是看到一个动态的胎儿的脸、手和脚的时候。睁开眼睛、打哈欠或其他动作会让父母觉得胎儿更真实、更人性化。这种成像类型适合于初学者和大多数检查者,因为三维图像可以实时呈现在屏幕上,并且可以实时地做相应调整。

局限性:这种采集类型的主要局限性是,需要在获取高质量的 4D 图像和保证内置电机旋转速度两者之间找到最佳平衡,才能获得接近真实的效果。一般情况下获取胎儿面部实时 4D 良好分辨力的图像的标准是,每秒钟显示 4 幅图像,这与达到每秒 15 幅图像或得到"真实"的图像有点差距,因此获得的动态图像往往不流畅,除非胎儿的运动很缓慢。而胎儿手臂、腿,或面部扮鬼脸动作、打哈欠或睁眼等比较慢的运动,则用这个方法可以显示得比较好。

1.3.3 空间时间相关成像

原理:空间时间相关成像(STIC)采集类似于 7.5 秒到 15 秒之间的一个慢速三维容积采集,主要用于获取跳动的心脏或搏动的血管容积图像。该方法根据心脏运动时的组织同步偏移来计算心率。采集后的容积数据在机器内进行处理,收缩期峰值用于计算胎儿心率,容积数据则根据心脏周期内的时相重新排列,从而形成一个单心动周期的跳动的心脏的电影循环。

可能的用途:STIC 技术采集的优点包括能够评估心肌室壁运动及瓣膜的运动。4D 信息在经过几秒钟的容积数据采集后即可使用。一旦确定好参考切面即可很容易获得 STIC 容积数据。可以应用 2D 灰阶模式联合其他成像方法,如彩色多普勒、能量多普勒、高分辨力多普勒和二维灰阶血流模式等进行 STIC 容积数据采集。如果 2D 及彩色多普勒扫查条件好,所采集的 STIC 容积数据可用于离线的切面重建和分析,这种"虚拟"心脏检查将具有很大的应用潜能,其临床用途将在第 15 章进行讨论。

局限性:STIC 技术采集的缺点包括采集时间较长,容易受胎儿运动或者孕妇呼吸运动影响,从而在容积数据内产生伪像。另一局限性在于,STIC 容积数据仅包含一个心动周期的电影循环播放,这使得这种技术在评估心律失常,特别是异位起搏时不准确。

1.3.4　电子矩阵探头的实时 4D

原理:普通的三维机械探头由一排用于产生 2D 图像的晶体和一个机械马达组成,该机械马达将超声波平面偏转,以获取多个 2D 平面,然后将它们叠在一起以形成 3D 容积数据。新近研发的电子矩阵探头设计成多排的矩形晶体阵列(大约有 8000 个),在 2D 扫查时,只有部分晶体排被激活,需要行实时 4D 检查时,则几乎可以全部激活。在进行 3D 或 4D 扫查时,通过电子激活相邻的晶体排,可提供比机械 3D 探头快 2~4 倍的容积图像处理速度。

可能的用途:除了以上所述的几乎实时的 4D 的优点外,矩阵探头的优势是图像采集的速度很快,这对于观察运动的胎儿和胎儿心脏非常理想,随着处理器的进步,此项技术有望在不久的将来有更进一步的改进。

局限性:目前主要的局限性是如何将这种技术整合到小型探头中所带来的挑战,特别是还要不断减轻探头的重量和减少热量的产生。另一个局限性是在实时显示图像之前处理信息过程的计算速度还需进一步提高。

1.4　结论

目前 3D 容积数据的获取既可以采用机械式三维探头,也可以应用新近发展的电子矩阵探头来实现(图 1.13)。在采集容积数据之前,检查者应判断目标范围以及考虑如何用 3D 显示。在 2D 图像优化之后,调出采集框,并根据需要调整容积数据的高度、宽度和深度。确认好容积数据的中心平面,选择适当的容积质量和采集类型,如静态 3D、STIC 或 4D(图 1.13)。容积数据在屏幕上可以显示为切面图像(称为多平面重建或显示)或显示为采用某种渲染模式渲染后的三维立体图像(图 1.14)。下一章将深入讨论用不同的方式显示和处理三维容积数据。

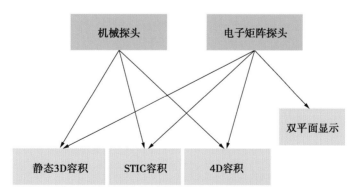

图 1.13　容积数据采集的方案。无论是使用机械还是电子矩阵探头,都可以选择静态 3D、STIC 容积或者 4D 容积的模式来进行容积数据的采集。而电子矩阵探头还支持双平面采集模式,但该模式无法像 3D 容积数据那样做进一步的处理

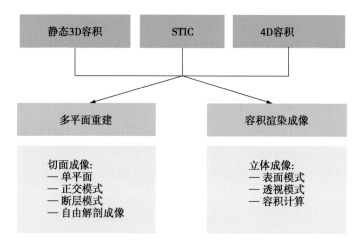

图 1.14 无论是采用静态 3D、STIC 或 4D 采集的容积数据,都可以对容积数据进行各种渲染成像,并显示在屏幕上。一个容积数据块可以被显示为"切面",称为多平面重建,或者被显示为立体图像,称为"立体渲染"。下一章将讨论不同的渲染模式

2 容积数据的定位和导航

2.1 简介

前一章讨论了 3D 容积数据采集的准备及如何采集 3D 容积数据。本章将介绍如何在屏幕上显示对容积数据进行处理的结果,以及如何在处理容积数据之后提取 2D 和 3D 图像。多数检查者通常在检查时存储容积数据,检查结束后才进行分析。而为了从一个容积数据中获得理想的图像,检查者必须知道如何在 3D 的处理软件中使用不同的工具,以及如何在容积数据中进行定位导航。换句话说,3D 容积数据的处理实际上是纯数字软件的应用,必须全面学习。只有大量练习相关软件的应用,同时阅读专著和参加 3D 超声专业课程,才能获得这种专门知识。本章的目的是为使用者提供一些有用的提示和隐含的功能,这将有助于容积数据的方向定位,并获得良好的图像。使用 3D 渲染方法处理容积数据并获得立体 3D 图像的方法将在下一章讨论。

2.2 容积数据的存储和导出

检查者偶尔会在采集容积数据后直接处理分析,此时如果按下错误的按钮,则会存在丢失容积数据的风险。基于此,对于一些高质量的容积数据,建议在处理分析之前先存储至超声仪内硬盘。保存原始数据时应注意选择正确的文件格式,可以通过调整"存储按钮"的设置来实现,这些按钮在装机时即已设置好。一个容积数据可能会被错误地保存为图像(位图、TIFF、JPEG)文件,或被正确地以原始(3D)容积数据保存。STIC 或 4D 所采集的容积数据应保存为"容积电影回放"格式而不是静态 3D 格式。如果被保存为错误的格式,容积数据将不能进行后续分析。为了确定容积数据或图像是否正确地保存在机器上,最好是采集不同的容积数据和图像,并在检查结束前打开进行操作确认。一个简单的判断技巧是检查一下所保存文件的大小:一幅图像约 1MB,而容积数据大于 5MB,STIC 和 4D 容积数据还有时间轴符号,表明为一系列的容积数据。

当分析一个容积数据时,利用"导出"功能可以把容积数据作为一幅图像(例如本书中的图像)导出,也可导出为视频片段(用于患者说明或者学术演讲)或数字数据格式保存。为了导出一个原始容积数据或者一个患者的所有原始数据到外部设备,必须要注意,数据要导出为"非压缩的容积数据"(uncompressed volume data)的". 4dv"格式。使用该存储格式,很容易把数据重新导回超声仪器的相同位置,或者导入到离线的电脑分析软件 4D-view®。

2.3 三个正交平面的定位

采集容积数据后,在屏幕上 3D 图像大多显示为多平面模式,通常显示为正交的三个平面(图 2.1)。这些平面分别被标记为 A、B 和 C。屏幕左上方为 A 平面,是容积数据的参考平面,与容积采集时的初始切面(参见第 1 章)基本一致。B 平面和 C 平面是垂直于 A 平面的数字重建平面。相对于 A 平面,B 平面是垂直旋转了 90°,C 平面是水平旋转 90°。采集的容积角度与 B 平面的角度吻合,采集框的宽度是 A 平面的宽度,这些数值显示在图像旁边。A 平面的图像质量是最好,因为它最接近探头采集的平面,而 B 和 C 平面的图像分辨力相对低,因为它们是从数字信息中计算重建出来的。3D 容积数据在采集后,可以被直接存储并在屏幕上显示为不同的模式,如 3D 的渲染模式、断层成像模式或其他显示模式。

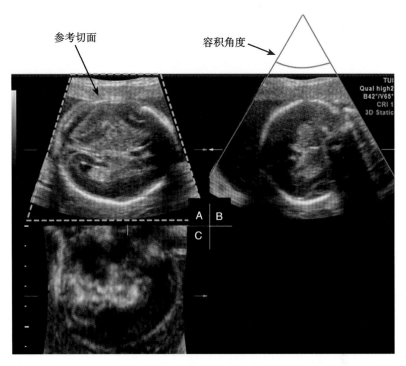

图 2.1 在正交三平面模式,容积数据显示为三个相互垂直的平面。左上图为参考切面 A,右上图是垂直于参考切面旋转 90° 的 B 平面,左下图是水平旋转 90° 的 C 平面。B 平面可显示容积数据的采集角度,如果有运动伪像,也可以在这个平面观察到(参见图 2.13、图 2.14)

2.4 正交三平面模式的导航

对容积数据进行导航可以生成新的切面图像,以此模拟超声检查(图 2.2 ~ 图 2.6)。在屏幕上所显示的所有切面都相互关联,其中一个切面发生改变都会影响到其他切面。一旦选中起始切面,即所谓的激活平面,就可以通过图像边缘绿色标尺来识别(图 2.2 右上图)。当导航用的交叉点在激活平面上移动时,另外两个正交平面的图像也会发生变化。检查者可以切换到另一个切面继续导航,该切面即变成激活平面。一般来说,3D 容积数据内的导航可以通过三种方式实现:

1. 通过在一个切面上移动交叉点来实现(称为导航);
2. 通过旋转相交轴来实现(称为旋转);

3. 通过在容积数据中前后平移获得平行的图像（称为平移），获得 A、B 或 C 平面（图 2.1），轴标记为 x、y 和 z，并以不同的颜色显示（图 2.7、图 2.8）。

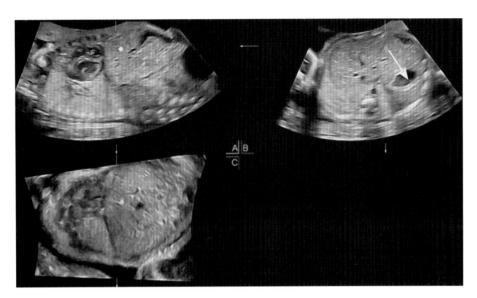

图 2.2　此图与和下一幅图说明了正交点如何用于容积数据内的导航。此交叉点在 A、B 和 C 平面上均为相同位置。A 平面上此点为黄色，B 平面上为橙色，C 平面上为蓝绿色。此例图显示肝脏三个互交平面及其相交点。在 B 平面可见胃泡，此时检查者将 B 平面上的相交点移到胃泡内（箭头），A 和 B 平面则会出现如图 2.3 所示的结果

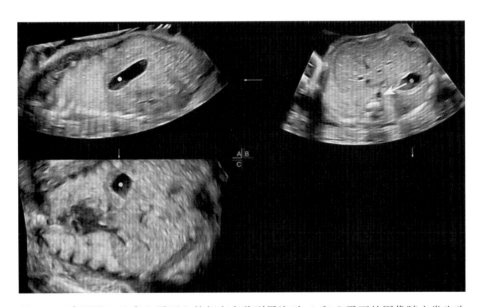

图 2.3　（参见图 2.2）当 B 平面上的相交点移到胃泡时，A 和 C 平面的图像随之发生改变，出现新的图像，也能看到胃泡。在所有三个平面上，相交点总是指向同一个位置。此时检查者若要显示降主动脉，则将 B 平面的相交点移到降主动脉处（箭头），A 和 C 平面将产生新的切面图像

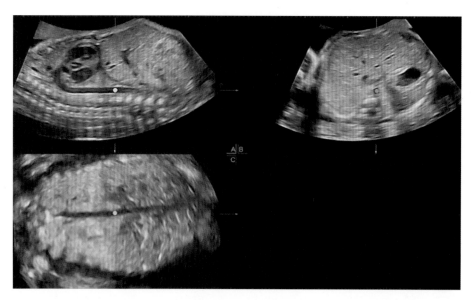

图 2.4 (参见图 2.2 和图 2.3)。此图中,相交点位于 B 平面的主动脉上,在 A 和 C 平面上也可以看到,采用此方法,检查者可以在这个容积数据内继续导航。通常可以通过稍微旋转容积数据来调节图像,如下一幅图所示

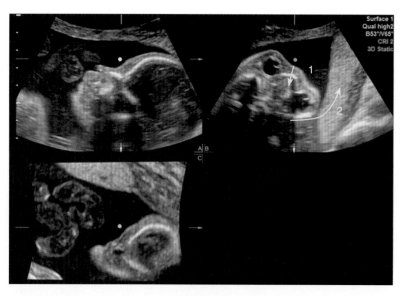

图 2.5 在正交三平面模式显示下胎儿面部的 3D 容积数据。在 A 平面中比较容易识别脸部的轮廓,但 B 和 C 平面显示其为倾斜的。此时激活 B 平面来调整容积数据,把相交点移到鼻子处(1,短箭头),将图像围绕此点旋转(2,弯箭头),使双眼呈水平位置(参见图 2.6),这时 A 平面中的图像才是在正中矢状面显示的胎儿侧脸轮廓。这一步的操作称为旋转

通过相交点导航:在正交三平面模式中,三个平面 A、B 和 C 均相互垂直,三个平面相交处称为相交点(图 2.3)。检查者可以点击激活并移动这个点,从而令其他两个平面的图像改变(图 2.3、图 2.4)。由于相交点总是指向三个平面的同一个结构,它可以根据兴趣区域在任何平面上切换和移动,因此可以在 A、B 或 C 平面中任意切面上实现导航。图 2.2 ~ 图

2.4 分步说明了如何使用相交点导航。

旋转：选择 x、y 或 z 轴中的任一个，让图像沿着该轴旋转（图 2.5、图 2.6）。可以通过使用机器上的三个旋钮中的一个或选择其中一条轴的屏幕标志进行旋转。大多数初学者不试图了解哪个旋钮导致什么方向的旋转，而是采用盲目旋转，转动一个按钮看看屏幕上的图像变化，这样容易产生错误。

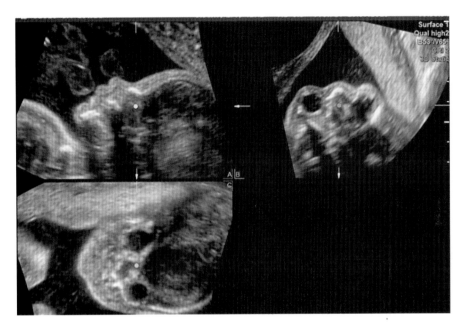

图 2.6 调整了图 2.5 中的 3D 容积数据，使 B 平面中的双眼都定位在水平线上。下一步骤是调整 C 平面，使脸的长轴和水平线对齐，这时 A 平面上得到正好是正中矢状切面胎儿的侧脸轮廓

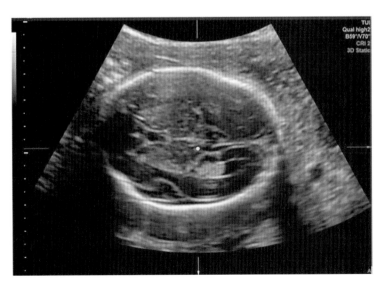

图 2.7 该图像是以正交三平面模式显示的容积数据的一个切面，此 A 平面上分别以水平线、垂直线和点展示了 x、y 和 z 轴。在图 2.8 中这些轴线被画出来以便更好地理解旋转步骤

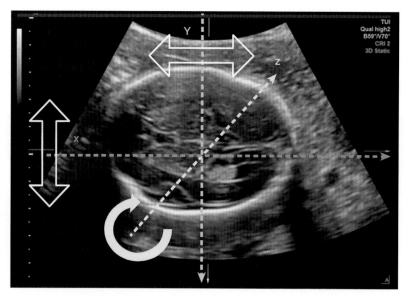

图 2.8 正交三平面显示 x、y 和 z 轴的示意图，可更好理解三条轴线的方向。箭头显示旋转的方向，通过旋转旋钮，x、y 或 z 轴可朝两个方向旋转

前后平移：在屏幕上选择一个平面激活后，转动"平移"按钮可以得到与激活平面平行的平面（图 2.9、图 2.10）。这种平移类似于实时扫查时探头的移动。

初始位置和起始点"INIT"：有时候在转动各种旋钮和移动相交点后，检查者可能会失去图像方向（图 2.11），最简单的恢复方法是按下复位按钮"INIT"（初始位置），然后返回到容积数据采集后或存储后的初始显示位置（图 2.11、图 2.12）。

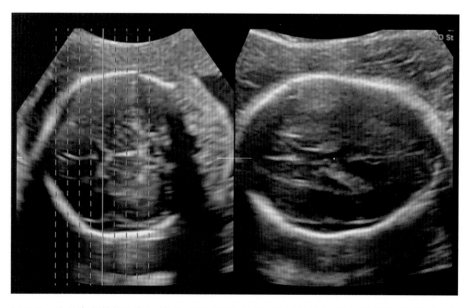

图 2.9 这是容积数据的断层模式，检查者还可以平移观察其他不同的平面，图像可逐张显示。容积数据中的任意切面都可以平移观察，以参考切面为基础，会得到一系列相互平行的图像

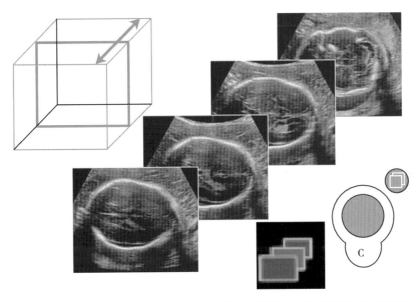

图 2.10 当在容积数据中进行前后平移观察时,所有显示的图像都与初始切面相平行,图像会随着平移运动实时更新,并且平移是沿前后方向的水平轴移动。除了通过相交点导航和沿相交轴线旋转外,前后平移是容积数据内导航的第三种方法

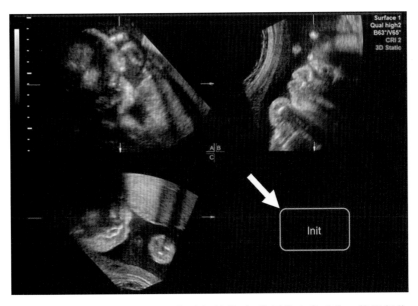

图 2.11 此例为旋转或平移图像进行导航时,其图像方位丢失。使用复位(INIT)按钮,可以把图像恢复到容积数据采集后的初始状态(参见图 2.12)

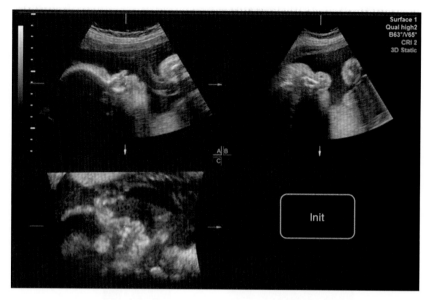

图 2.12 在激活复位(INIT)按钮后,图 2.11 恢复到初始状态。现在可在正交三平面图像上看到胎儿的侧脸

2.5 多平面模式的伪像

3D 超声中的伪像比 2D 超声更为常见,在采集容积数据过程中产生,是由于孕妇的运动,如呼吸、笑,或更常见的胎动所引起。在容积采集过程中产生的伪像很容易在正交三平面模式的 B 平面上识别出来(图 2.13、图 2.14)。虽然大的运动伪像很容易被识别,但微小

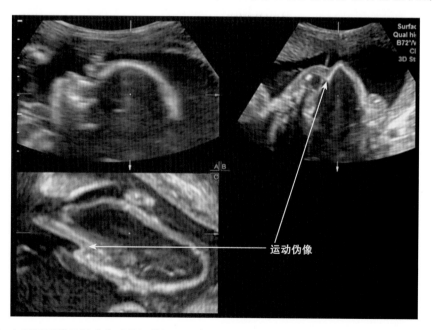

图 2.13 A 平面图像是跟采集时的初始切面基本一致的数字重建图像,而 B 平面或 C 平面中的图像是由初始采集的一系列 A 平面方向上的图像进行数字重建获得的,因而可以反映运动伪像。因此,在 B 和 C 平面上最容易识别容积数据采集时产生的运动伪像(图中箭头所指为运动伪像)

的运动伪像只会导致图像的轻微失真,因而不易察觉。因此,检查者应始终牢记,3D 检查切面是采集容积数据后重建的切面,在进行测量时,了解这一点很重要。在下一章中,我们将会讨论伪像对容积数据 3D 渲染的影响。

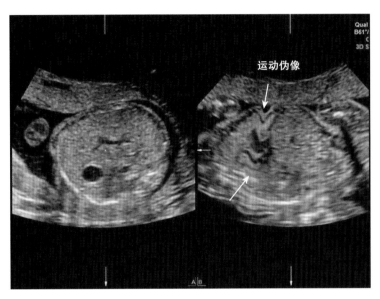

图 2.14 3D 容积数据采集过程中因胎动引起的伪像在 A 平面中很少能见到,但几乎总是出现在 B 和 C 平面(参见图 2.13)

2.6 结论

对容积数据进行后处理是理解 3D 容积超声的先决条件。两个重要步骤是对容积数据进行定位和导航。最佳定位方法是在正交三平面,即 A、B 和 C 平面上实现,它们的相交点代表了三个平面的相同位置。对容积数据进行导航最好采用多平面显示模式,而非容积渲染显示模式。相交点可用于在单个平面内导航,x、y 和 z 轴则用于旋转立体和平面的图像,正如在断层模式成像中调整,以便一幅一幅平移观察图像。这些基本的步骤能够基于容积数据生成新的切面图像,虽然这些重建切面不像实时扫查的图像那么完美,但是它开辟了一个新的成像领域。此外应用导航还可以利用容积数据来模拟超声检查。

第二部分：三维容积渲染成像方法

3 容积数据的三维重建

3.1 简介

对于许多应用者来说,容积数据立体重建,并以三维图像模式显示在屏幕上,尤其是胎儿的面部三维图像,已经成为 3D 的代名词。在设计上和 3D 术语中,这种立体图像重建的过程通常被称为"渲染"。容积数据的三维重建需遵循一定的原则和标准,本章将对其进行阐述。理解渲染及其操作的基础知识有助于选择不同渲染模式,获取高品质图像。这些模式将分别在第 7 ~ 13 章进行详述。

3.2 三维容积数据的渲染框和方向定位

在多平面模式下,通过激活"Rendering"按钮来启动 3D 容积渲染。激活该按键时,在三个平面(A、B 和 C 平面)和右下角第 4 幅重建的 3D 立体图像上都出现一个矩形框(图 3.1),

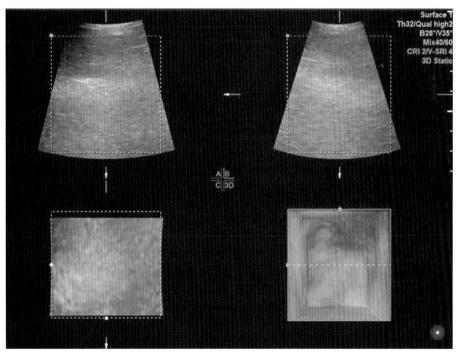

图 3.1 激活"Rendering"按钮,检查者可以把图像从正交三平面模式切换到容积渲染模式。在 A、B 和 C 平面中分别出现一个渲染框,在屏幕右下角显示的是经计算处理后的 3D 立体图像,立体图像框的大小可以通过改变六个框线中的任一框线的位置来调节,从而确定需在立体图像中显示的超声信息(参见下图)。"绿线"显示了容积数据的观察方向

称之为容积数据渲染框,本书后面均简称为"渲染框",其高度、宽度和厚度可以任意调节。操作者选择的渲染框即为3D运算的范围(图3.2~图3.6),其处理结果可立即呈现为3D立体图像。除了在两个平面上各有一条框线是绿色的,其余的框线都是白色的。绿色的框线代表3D立体图像观察方向的"投影线"(类似于相机),本书后面均称为"绿线"。为了便于定位,该框有两个定位标记,一个是方形标记,另一个是菱形标记,也可以显示在3D立体图像的边框上(图3.6)。随着经验的增加,3D立体图像的定位变得更加容易,带有标记的绿色框可以从3D立体图像中移除(图3.3~图3.5)。3D立体图像的观察方向也可以修改(图3.3~图3.5)。为了观察面部,绿线通常直接放置在面部前方的羊水中(图3.2)。图3.3~图3.5举例说明改变观察方向对立体图像显示效果的影响。对某些解剖结构(例如心脏的成像),为了便于观察,可能需将直的绿线改成弧线(图3.4)。可以通过移动点的位置来获得弧线以满足对感兴趣区的观察。

渲染框一旦设置好,所包含的信息即被"固定",以供进一步操作。选择此功能时定位线消失(图3.7)。换言之,在采集的整个容积数据中,只有渲染框内涵盖的信息才可被用于进一步的3D容积数据操作;渲染框外即使是邻近的信息也将不再显示于3D立体图像中。完成这一步操作后,可使用电子魔术剪删除部分图像,也可以旋转图像,框中的信息还可以不同的模式进行显示。所有这些操作均被称为"对容积数据的操作"。

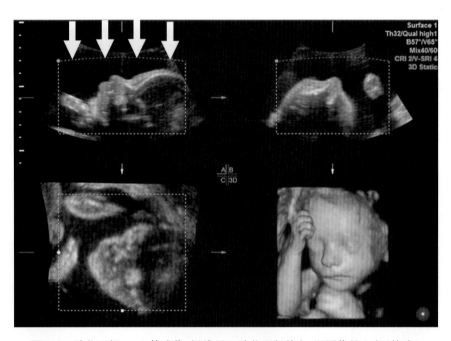

图3.2 胎儿面部3D立体成像,绿线置于胎儿面部前方,即图像的上方(箭头)

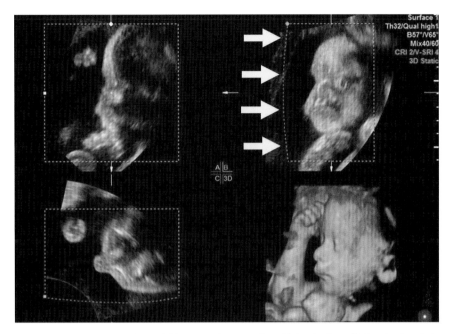

图 3.3 该例中,容积数据被旋转,用 B 平面上一条竖着的"绿线"(箭头)表示观察方向来显示面部。不推荐采用这种方法,因为此时 A、B、C 平面的方向很容易丢失。一般情况下,如前一图所示,尽量保持平面的位置不变或仅有轻微变化

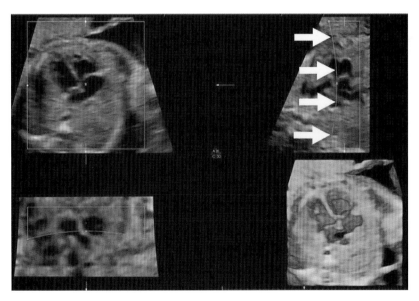

图 3.4 在此 STIC 容积数据中,绿线(箭头)直接置于胸腔内心脏主动脉根部下方(B 平面),以表面模式显示心脏四腔心结构(参见第 20 章)

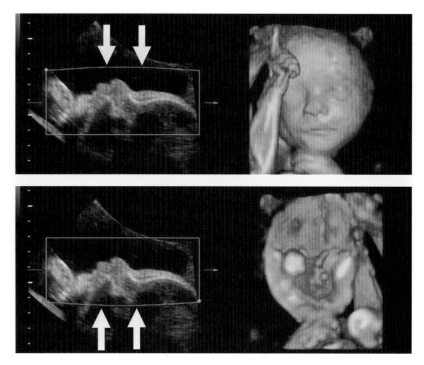

图 3.5 上图：绿线置于面部前方的羊水中（箭头）获得的三维图像；下图：绿线放置在面部后方，显示面部背面，即脸的背后观

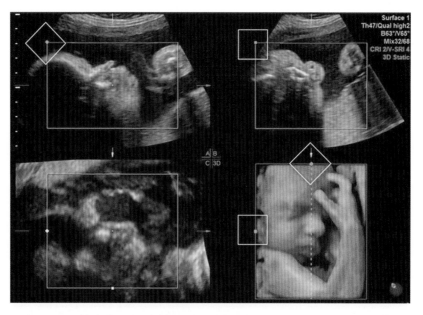

图 3.6 3D 立体图像（右下方）仅显示渲染框内的信息，在这幅图像中，头颅的一部分在渲染框外，因此在 3D 立体图像中不显示。为了更好地定位框内 3D 立体图像的方向，在相应图像的框上有两个标记，即方形标记和菱形标记

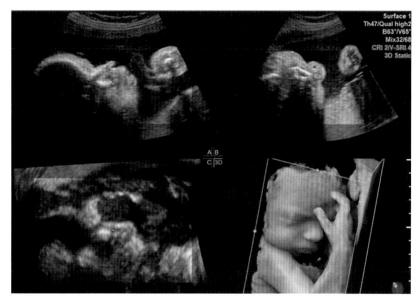

图 3.7 该例中,绿色的渲染框是被"固定"或"冻结"的,这意味着可对该 3D 立体图像进行旋转、放大等操作,但不会改变框中所包含的信息。绿色框在 3D 立体图像中一直可见,但操作熟练后,可去除绿色框,如本书中的大多数图像一样

3.3 三维超声容积伪像

三维超声的伪像通常是由于容积数据采集过程中胎儿运动而产生,少数为母体的移动所产生。这些伪像可以在 3D 重建过程中直接显示在图像上,而且很容易识别(图 3.8)。虽然大的运动会造成明显的伪像,导致图像失去临床价值,但一些较小的胎儿运动也会导致轻微的图像变形进而漏掉信息。面部的伪像通常可即刻被识别出来,而其他部位小的伪像则很容易漏掉。在 4D 模式中,操作者可实时选择没有伪像的图像,而在 3D 模式下检查者必须重复采集容积数据。图 3.8 显示了一些 3D 运动伪像。

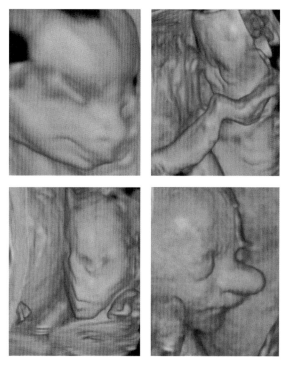

图 3.8 图像采集过程中,由于这些胎儿的运动,三维立体图像出现相应的运动伪像。右下图的伪像使该胎儿形成一个典型的"匹诺曹"鼻子

3.4 不同的渲染模式及其混合模式

采集后的容积数据可采用不同的渲染模式进行成像。重建的 3D 立体图像以带有 3D 效果的 2D 模式投影到 2D 的监视器上（正如本书中所有 3D 立体图像一样）。3D 立体图像通常包含来自胎儿的不同结构信息，因此具有不同的超声特性：无回声的液体、高回声的骨骼结构和低回声的组织。一旦选定了 3D 容积数据的观察方向，超声系统就会评估从绿线方向可观察到的容积数据深度范围内的所有信号，并且按照所选择的模式显示所需信息。一般来说，渲染模式分为两大类：表面模式和透明模式。（译者注：3D 立体图像的显示内容包括了灰阶、反转、彩色和玻璃体四种类型，都可结合表面模式和透明模式来显示，本节提及的都是灰阶或反转模式的 3D 立体图像。）

3.4.1 表面模式

在表面模式中（图 3.9 上排图，图 3.10），被分析的主要是那些位于绿线后面、邻近绿线的超声信息。一般来说，绿线置于羊水内，即可显示胎儿的皮肤。第 7 章讨论了表面模式的不同应用。表面模式中有不同的显示模式（算法），本节将对此进行介绍。渲染模式的选择取决于所需观察的目标，以及"审美"方面需求。有以下显示模式（算法）可用：

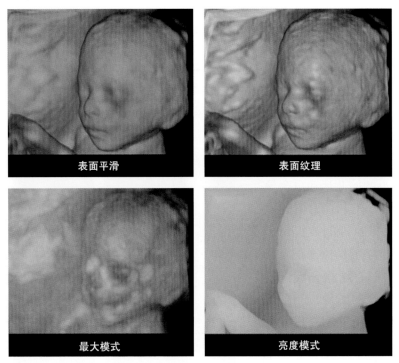

图 3.9 一旦 3D 立体图像显示在屏幕上，就可以选择不同的渲染模式成像。这组图分别以表面光滑、表面纹理、最大模式和亮度模式显示同一个胎儿的面部

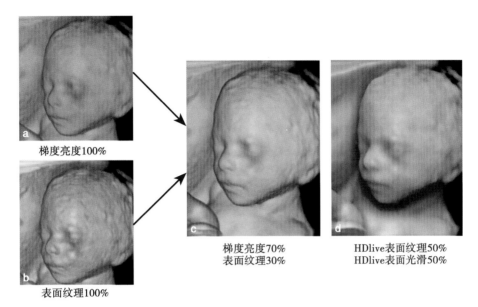

梯度亮度100%

表面纹理100%

梯度亮度70%
表面纹理30%

HDlive表面纹理50%
HDlive表面光滑50%

图 3.10　一般情况下 3D 立体图像都是采用两种显示模式的混合模式。该图显示了在"梯度亮度"(a)和"表面纹理"(b)模式下的胎儿面部,而梯度亮度模式与表面纹理模式比例为 70%:30% 的混合模式的图 c 效果更佳。图 d 是 HD-live 的纹理模式和光滑模式比例为 50%:50% 的组合效果。并没有最完美的组合标准,因为每位操作者都有自己的偏好

　　表面光滑和表面纹理:在这些模式中,只有绿线后方的表面结构信息能够被显示(图 3.9 上排图、图 3.10)。表面纹理模式所显示的是图像中准确的灰阶信息,可以利用滤波对灰阶信息进行轻微的模糊处理,使得表面图像平滑地显示出来,获得表面光滑图像。

　　亮度模式:该模式主要反映亮度和距离的关系,越靠近绿线的结构越明亮,越远离绿线位于较深处的结构则越暗淡(图 3.9,右下图)。实际操作中几乎从来不单独使用亮度模式,只是偶尔与反转模式联合使用。

　　梯度亮度模式:在这种模式下,所观察目标的表面如同被某一处光源照亮,具有纵深效果(图 3.10,左上角)。感兴趣区的表面与声波越垂直,成像越明亮。使用梯度亮度模式时,在结构周围有足够的液体时可以获得最佳效果。

　　高分辨仿真模式:几年前引入了高分辨仿真模式(high-definition-live,HD-live)来改善表面成像,获得接近皮肤肤色效果的图像(图 3.10d、图 3.11)。最近,HD-live 模式增加了一个新的透视功能,突出了目标结构的轮廓,被称为"轮廓剪影"功能。轮廓剪影可以显示整个容积数据的渐进的透明轮廓,此功能的应用将在第 11 章进行讨论。

3.4.2　透明模式

　　表面模式只显示目标结构的表层信息,而采用透明模式可将容积数据内部不同的回声信息凸显出来。根据感兴趣区的内部结构特征不同,渲染框内的所有信息都可以做相应的分析和成像。

　　最大模式:是一种将渲染框内所有高回声结构的信息优先计算和显示出来的透明模式(图 3.12,左上图)(参见第 8 章)。这种渲染模式通常用于观察骨骼,是检查胎儿骨骼系统

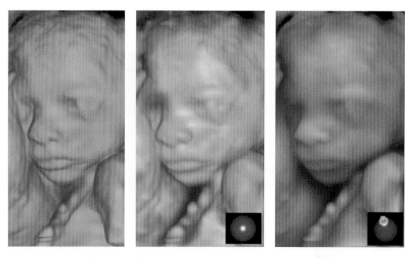

图 3.11 这些图像显示了使用 HD-live 处理胎儿面部容积数据的过程。左图在采集 3D 容积数据后选择了梯度亮度模式显示，中间图为切换到 HD-live 纹理和平滑模式比例为 50%:50% 后的效果，最后一张（右图）是将 HD-live 平滑模式增加到 100% 后的结果，增加了阴影和透明度，并改变了光源的位置

的理想模式（参见第 17 章）。

最小模式：是一种将渲染框内所有无回声结构的信息优先计算和显示出来的透明模式（图 3.12，右上图）（参见第 9 章）。这是观察液体充盈器官以及心脏和大血管的理想模式。

反转模式：顾名思义，该模式将容积数据内的回声信息反转显示，因此将最小模式中的无回声反转为高回声显示出来，周围高回声结构的信号被抑制（图 3.12，左下图）（参见第 10

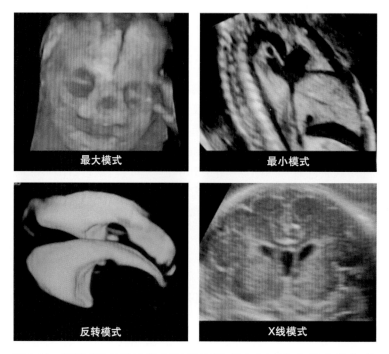

图 3.12 使用不同的透明模式显示不同的器官和区域，如最大模式、最小模式、X 线模式及反转模式。请参见有关不同模式的说明及相应章节

章)(译者注:反转模式是属于渲染模式的一种特殊类型,与透明模式原理不同)。

X线模式:用于显示中低回声组织的透明对比模式,是综合最大和最小模式的三维计算方法成像,渲染框内所有回声信息都会被平均计算和显示。使用该模式的理想区域是肺部、腹部器官、大脑(图3.12)和其他区域。X线模式通常与容积对比成像(VCI)联合使用(参见第4章)。

轮廓剪影模式:如前所述可用于观察器官结构的内部轮廓。此模式在选中HD-live模式后才能启动,透视级别可调(参见第11章)。

随着经验的积累,检查者会逐渐意识到,各种模式的联合应用才能获得最好的成像效果。可通过旋钮来调整所选择的两种模式之间的比例。例如,对于胎儿的面部,可以选择70%的梯度亮度模式和30%的表面纹理模式。最小模式和X线模式是另一组很好的组合模式。当使用HD-live时,增加HD-live平滑模式的比例可使图像变得更柔和(图3.11)。

在以后的不同章节中,将介绍其他多种组合模式,如彩色多普勒联合玻璃体模式、B-flow联合静态3D模式,以及STIC或新HD-live模式联合轮廓剪影模式。

3.5 三维图像特效:动态深度渲染和光源

无论是在超声系统还是在计算机上,3D立体成像最终都是通过将3D立体图像投影到二维的屏幕上完成的,并且不需要佩戴(如今在消费电子产品中使用的)立体眼镜。出于这个原因,近年来,为了突显空间效果,3D成像使用了额外的图像增强功能,以下两个功能尤其重要:

三维动态深度成像:这个软件使容积内位于较深位置的结构显示蓝色、灰色或黑色并可在褐色和蓝色之间的颜色互相切换以获得漂亮的深度成像效果。通常羊水呈现为很好看的蓝色。深度的效果可以调整。然后根据检查区域的深度对这些颜色进行阴影处理:较浅区域的羊水显示为较明亮颜色,较深区域的则着以较暗色调。图3.13给出了一个没有深度成像(a)和灰色深度成像(b)和蓝色深度成像效果(c)的示例。使用这种深度成像技术对妊娠早期羊膜腔内胎儿全身成像,可以非常好地突显视觉效果(图3.14)。

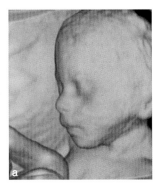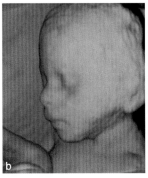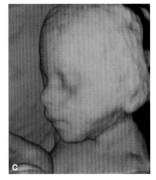

图3.13 通过使用"动态深度成像"提高了纵深效果,该工具使容积内位置较深的结构增添蓝色或黑色色调,因此羊水在此情况下呈现蓝色。a. 图像是原始图像,b、c. 图像分别是增加了黑色和蓝色,强化了前后的纵深效果。色调的等级可以根据图像中的深度信息进行调整(参见图3.14)

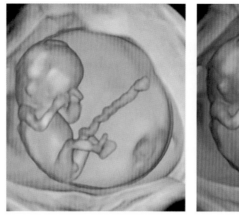
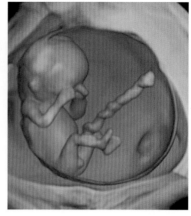

图 3.14 对周围液体着色后的 3D 效果（见上图），应用于早期妊娠被羊水环绕的胎儿或胚胎的成像效果比较理想

光源功能：基于上述的模式，几年前又增加了一个新的选项，即可以使用光源照亮 3D 图像。3D 图像通常看起来好像是光源从前面直接投照到图像上，新的软件允许操作者在一个球形区周围移动光源，以便从不同的角度（甚至从后面）照亮图像（图 3.15、图 3.16）。这种效果结合 HD-live 模式和类似皮肤效果的色调一起使用，尤其令人印象深刻（图 3.11、图 3.15），这种光照效果使得 3D 图像效果更佳，尤其是在早孕期成像（图 3.16）。本章最后部分将介绍这一新的多光源功能（参见第 3.8 节）。

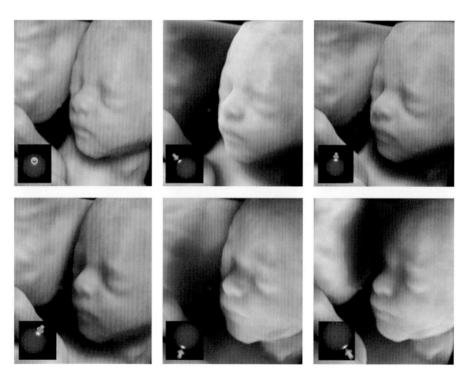

图 3.15 使用最新的软件，通过使用光源来提升 3D 效果。类似于手电筒，光源可以放置在不同的位置，在结构后面可形成阴影。对于胎儿面部，最佳选择是将光源置于图像的上部（参见图 3.16）

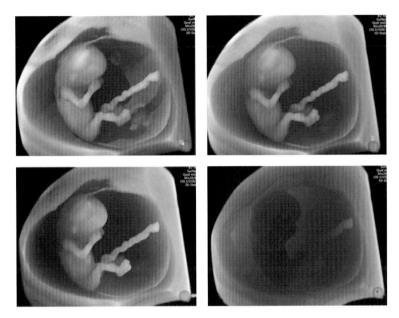

图 3.16 早期妊娠启用光源可以获得特效,光源可放置在图像的上半部分、侧面甚至是右下图所显示的置于图像的后方。在各分屏图像的右下方可以看到光源位置示意图

3.6 阈值、透明度、亮度和色阶

3D 图像的质量主要取决于容积数据采集前的 2D 超声图像质量,如第 1 章所述。在操作 3D 容积数据的过程中,还可以使用一些工具来提高 3D 图像的质量。

阈值:"阈值"或"灰度阈值"功能是指 3D 图像重建过程中使用的灰阶级别(图 3.17),阈值调节旋钮主要用于消除微弱的伪像和斑点噪声,以突显结构的真实信息。对于显示精细的结构如羊膜或脐带,需调低阈值(<20);对于显示比较宽范围的灰阶信息如胎儿皮肤,

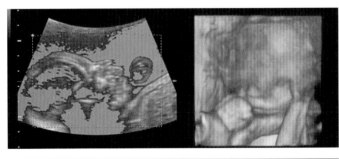

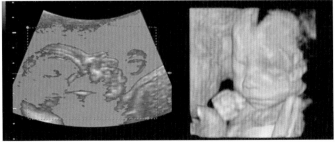

图 3.17 增加"阈值"的级别对 3D 立体图像的影响。粉红色阴影只有在启动阈值调节旋钮时才会出现。"理想的"阈值水平并没有标准,应根据屏幕上显示的效果来进行调节

需调至中等阈值(25~40);若需突出最大模式下的骨骼或反转模式中的其他结构,则应调高阈值(>50)。有时候,脐带会随着阈值的增加而不显示。

透明度和增益:可以提高透明度,使图像在纵深方向上看起来透明。更多的灰阶信息也可以通过增加增益来获得,但是增益太高会增加伪像和掩盖细节。

亮度和对比度:在大多数 3D 系统中,可在三维图像成像后适当调节亮度和对比度,以进一步提高图像品质。

彩色色调:可以选择不同的颜色为 3D 图像着色,如经典的褐色,也可以是灰色、蓝色、冰蓝色或不同的类皮肤色调。这种着色通常用于增加 3D 效果(图 3.18)。多数操作者只选他们常用的那几种颜色。

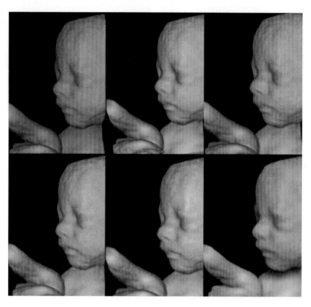

图 3.18 在 3D 模式下,可以选择不同的图像颜色,从灰色到各种褐色,以及新的 HD-live 的类皮肤色。然而,大多数患者将褐色默认为 3D 图像的颜色,当然这仍然是最流行的 3D 颜色

3.7 魔术剪和电子刀

操作者很难做到仅一个简单操作、不需做进一步校正即获得非常满意的 3D 图像,大多数静态 3D 图像通过运用上述工具进行一些修饰后其图像品质会得到改善。为了更好地观察某些感兴趣区,或仅仅出于美感的要求,在图像固定后,可以使用电子刀,也称为魔术剪(Magicut)进行处理。这里可以使用不同的工具,例如删除周围无关结构,可以通过旋转容积数据,将待删除的结构游离,就可以简单地删除,而不会影响周围的结构。图 3.19~图3.22 为使用魔术剪优化三维图像的例子。

魔术剪还有一种特殊的裁剪方式,就是深度删除或称选择性删除,它允许操作者有选择地逐层删除特定区域而不是删除从前向后的所有结构。特别有趣的是,在彩色多普勒 3D 容积数据中使用魔术剪,当容积数据以玻璃体模式显示的情况下,可以选择性地删除图像灰阶信息或彩色多普勒信息或两者都删除。更多详细信息请参见第 12 章。

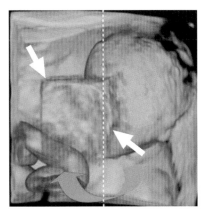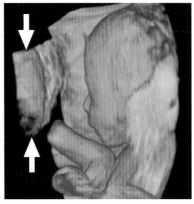

图 3.19 电子刀也被称为"魔术剪"(Magicut)。冻结容积数据后,整个容积数据可以向任意方向旋转,即可裁剪掉无关的结构信息。左图的结构(胎盘或子宫壁)因遮盖了面部故需裁剪掉(箭头)。在沿 y 轴旋转之后(右图),可以使用魔术剪在清楚识别边界条件下删除无关的结构信息(见下图)

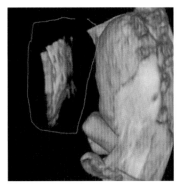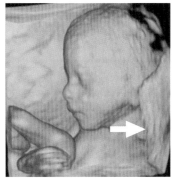

图 3.20 左图:旋转三维容积后使用魔术剪裁掉面部前方的结构,此时脸部看起来更清楚,但头部旁边和后方还有一些遮挡,也可以裁掉

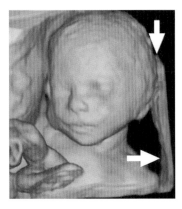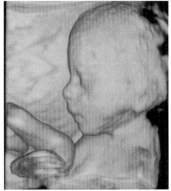

图 3.21 左图:靠近头部的无关结构(参见图 3.20)也可以用魔术剪裁掉。右侧的图像已经非常好,但仍然可以改进,见下图

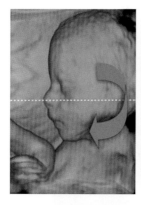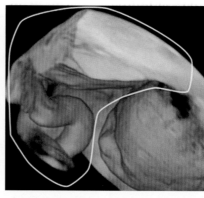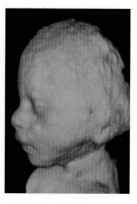

图 3.22 左图沿 x 轴旋转后,头颅面部即位于图像的中心区域,旋转的目的是方便裁掉面前方和后方的无关结构。右图是最终获得的"浅浮雕"艺术效果的面部三维图像。图 3.18 就是以类似的方式操作完成的

新推出的"自动表面识别"("Sono-Render Live")功能(图 3.23)可以在容积渲染过程中自动调整绿线的形状,如图 3.23 所示,软件自动识别胎儿面部与子宫前壁或胎盘之间的羊水,并将绿线(甚至可以是曲线)置于该区域,不必像魔术剪裁剪那么复杂,面部结构瞬间呈现。这个功能在实时 4D 扫查时非常重要,因为此时若使用魔术剪将会非常耗时。

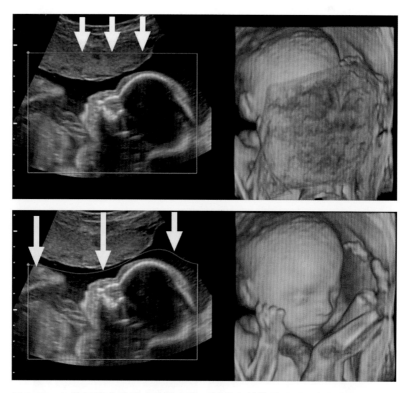

图 3.23 与使用魔术剪手动裁剪去除面部前方结构的方法不同,最新的软件可以自动检测到这些信息并将其删除。这个被称为"自动表面识别"的功能如下部分图所示。曲线形状的绿线(箭头)自动跟踪感兴趣区域,其灵敏度亦可调节

3.8   多光源和"高分辨仿真工作室(HD-live studio)"

几年前推出的光源新功能(图3.5)为改善3D立体图像的效果提供了新的手段,特别是联合应用HD-live模式时。在最新的软件版本中,多达三个光源的同时使用,改进了3D立体图像的显示效果,使图像更具有艺术性,如在摄影工作室中一般,因此被称为"高分辨仿真工作室"(HD-live studio)(图3.24~图3.27)。检查者要利用好这些光源,需了解每个光源的位置、光源到把目标的距离及其光源类型等都可调节改变。使用这些技术的初步例子如图3.24~图3.27所示。

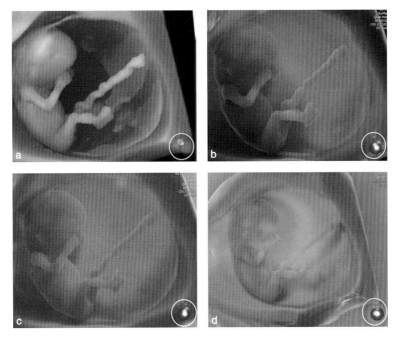

图3.24   12周胎儿的3D HD-live平滑模式高清图像,图a采用一个光源。图b、图c、图d与图a是同一个容积数据,但是采用了具有三种光源和特殊光效的全新HD-live工作室的成像。圆圈表示所使用的光源

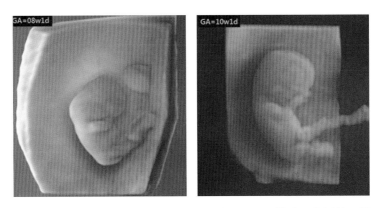

图3.25   左图为8周胚胎采用多个光源的HD-live模式。右图是2周后,同一胚胎10周时的多个光源的HD-live图像

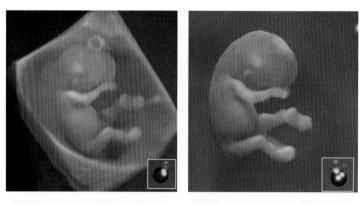

图 3.26 11 周胎儿的多光源 HD-live 图像(左图)和用魔术剪裁掉其他相邻结构信息的同一胎儿图像(右图)

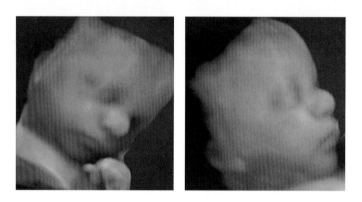

图 3.27 该示例中胎儿面部 3D 采用多光源,图像非常柔和、有艺术感

3.9 结论

容积数据的 3D 渲染成像相比多平面导航成像复杂得多,需要检查者非常熟悉 3D 软件

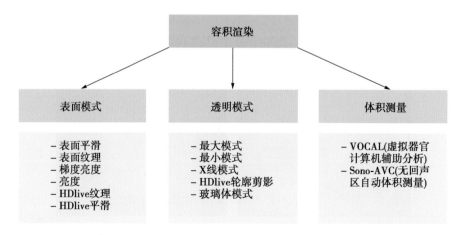

图 3.28 表面模式和透明模式中的不同容积渲染模式概况,如图 3.9~图 3.12 所示

及其不同的成像模式和操作。在进行容积数据处理之前,要掌握渲染框、绿线和定位的基础知识。容积数据框内的超声信息可以采用表面模式或透明模式进行渲染成像(图3.28)。魔术剪工具用于修剪图像并突出感兴趣结构,而光源可用于增加图像空间效果。各种渲染模式和其他工具将在本篇其他章节讨论。

4 容积对比成像

4.1 简介

在进行4D或静态3D检查时,可获得薄层容积信息而非单一切面信息,具有重要的辅助价值。这种方法的优势在于提高了图像分辨力和对比度,降低了伪像,这正是容积对比成像(VCI)的原理。通过获得 A 平面、C 平面或自由解剖切面(Omniview)的薄层容积信息,VCI 可应用于实时扫查(如同4D),获得容积对比 A 平面(VCI-A)、容积对比 C 平面(VCI-C)和容积对比自由解剖切面(VCI-Omniview)。在最新的软件中,术语 VCI-C 被 VCI-Omniview 所取代。在静态 3D 中,也可应用静态容积对比成像(static VCI)。

4.2 VCI 的原理

从 3D 容积中重建的单幅 2D 图像虽然包含真实信息,但也包含了被称为"噪声"或"斑点"的伪像。激活 VCI 后,选择薄层容积厚度成像可降低伪像,提高图像分辨力和对比度,改善图像品质(图 4.1 右图)。

原理很简单,如图 4.2 和图 4.3 所示。在图 4.2 中,高振幅峰代表真实的声像信息,而低振幅峰代表斑点噪声和伪像。比较连续的两个平面图像,强度相同、位置相同的信号是真实声像信息,而伪像信号在强度和位置上则不同。当两幅图像叠加时,解剖结构的声像信息增强,而在不同切面随机产生的噪声和斑点则被抑制甚至被消除(图 4.2、图 4.3)。

图 4.3 用脸部的示意图来说明 VCI 的原理,脸部的 VCI 薄层容积图像的分辨力和对比度比连续图像中的任一幅都好。

图 4.4 提供示例说明,断层超声模式下显示颅内结构的两个切面。左图是基于原始容积数据的二维切面,而右图则是激活 VCI 之后增加了对比度的图像,此例同时采用了 X 线对比模式。

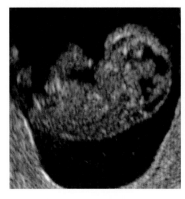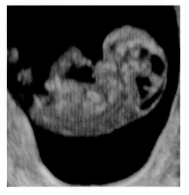

图 4.1 左图胚胎的图像源自容积数据重建,因为斑点噪声使分辨力降低。右图 VCI 被激活,减少了伪像,提高了图像分辨力

42

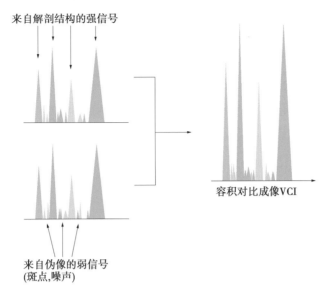

图4.2 VCI原理说明。VCI图像是根据几个相邻的图像(这里显示了两个)重建的。来自真实组织的信号较强并且出现在相邻图像中的相同位置,而来自噪声和斑点的信号较弱并且随机出现在不同的地方。两幅相邻图像的叠加(VCI)增强了来自真实组织的信号的强度,而来自噪声和斑点的信号强度太低则几乎被消除

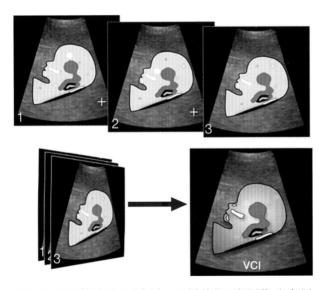

图4.3 VCI效果原理示意图。13周胎儿面部图像,相邻图像中真实的信息为鼻骨、上颌、下颌和脑组织,而伪像则分布在不同图像的不同位置,如星形和圆圈所示。三幅图像叠加时,真实信息的强度增加了,而周围的伪像却几乎消失(与下图中的临床实例相比)

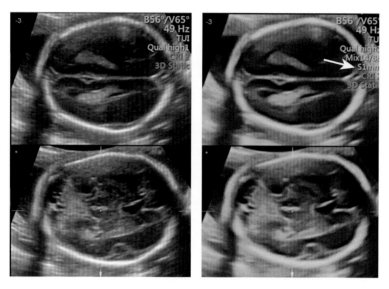

图4.4 左侧两幅图像源自静态3D容积的断层图像,而右侧的两幅图像则是激活VCI(层厚为1mm)(箭头所指)后,图像更加清晰,对比度也更好

图4.5为另一早期妊娠的例子,图4.6则为肺脏和肝脏的成像。

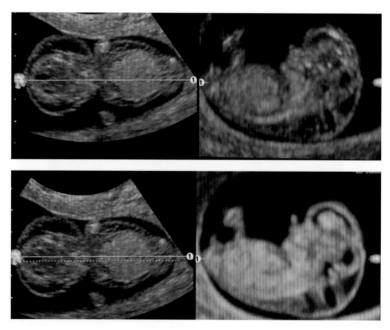

图4.5 应用Omniview显示胚胎的正中矢状切面。在上图中,感兴趣切面是基于原始容积数据的重建图像,因而分辨力略降低(右上图),而下图为激活VCI的重建图像,其对比度和分辨力都明显提高(右下图)

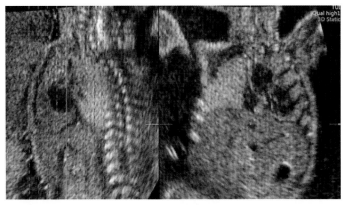

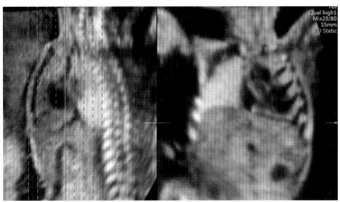

图 4.6 从 3D 容积数据获取胎儿肺脏、心脏、膈肌和肝脏的冠状切面重建图像,上面的图像是重建的冠状切面断层二维图像,下图则为激活 VCI 后的重建图像,其对比度提高,细节显示清楚

4.3　静态容积对比成像

容积对比成像(VCI)技术可应用于多平面中任一平面、断层超声切面或自定的任意切面(如自由解剖切面 Omniview),以提高图像质量和对比度(参见第 2、5、6 章)。图像虽显示为一个切面,但实际上它是一个薄层容积图像。根据所需成像的内容,薄层厚度可从 1～20mm 间选择。

薄层容积的渲染模式可以像常规 3D 渲染模式那样选择,如表面模式、最大模式、最小模式或 X 线模式。

X 线模式:该模式最适用于增强组织信息,可用于脑、肺、肾、颈项透明层及其他脏器结构成像。大多数情况下,选择 1～5mm 的层厚(图 4.4～图 4.8)。

最大模式:最适用于显示脊柱、四肢、长骨或颅骨(图 4.9)。层厚在 5～20mm 效果比较好。图 4.10 采用最大模式联合 VCI 显示一例宫内节育器合并妊娠。

最小模式:适用于无回声结构成像,可与 X 线模式联合使用。

反转模式:目前 VCI 尚不能联合反转模式成像(图 4.11),但可以在电子矩阵探头 4D 模式中实现。

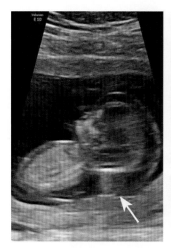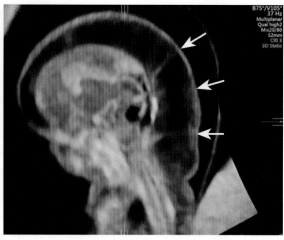

图4.7 左图:经腹部扫查,可见胎儿颈项透明层(箭头)增厚。右图:同一病例经阴道扫查获取三维容积数据后重建的胎儿矢状切面,使用 VCI 提高了图像质量。颈项透明层增厚的严重程度(箭头)一目了然,并且可以进行精确测量

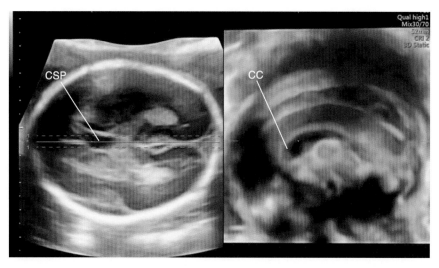

图4.8 头位的胎儿头颅扫查,胼胝体未显示。获取横切面的三维容积数据后,取样线置于大脑镰和透明隔腔(CSP)水平,重建显示胼胝体 CC 的正中矢状切面(右图),VCI 层厚调整至2mm 可提高图像质量

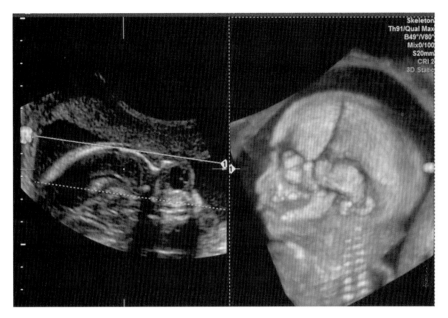

图 4.9　以胎头侧面为初始切面采集的 3D 容积数据,使用层厚 20mm 的 VCI,并以最大模式展示颅盖骨及相应的骨缝

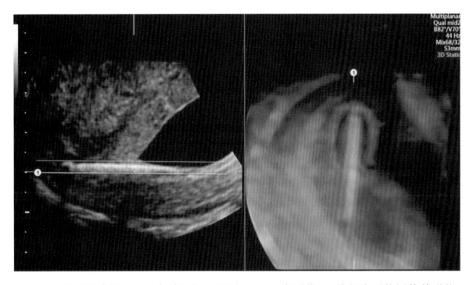

图 4.10　宫内节育器(IUD)合并妊娠。左图:IUD 呈水平位,二维超声不能评估其形状。右图:采集三维容积后使用 Omniview 联合 VCI 的重建图像,以投影的方式显示了 IUD 的形状

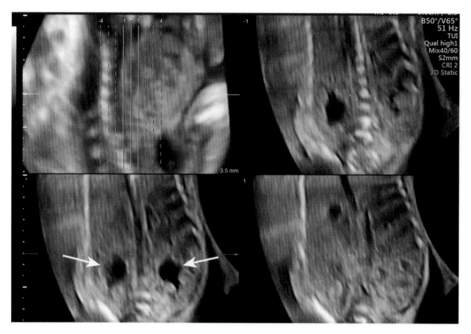

图 4.11 采集胎儿腹部容积数据，并以断层成像模式显示肾脏。层厚 2mm 的 VCI 联合最小模式成像凸显了低回声的肾盂及轻微的肾盂扩张

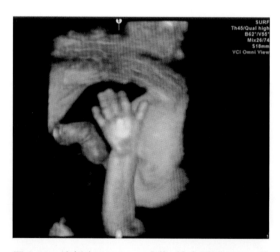

图 4.12 该例为 Omniview 成像，结合层厚 18mm 的 VCI 并使用表面模式。但是对于表面模式成像，通常最好用传统的 3D 或 4D 采集容积方法成像，而不使用 Omniview 联合 VCI 成像

表面模式：该模式很少使用，因为很少采用薄层容积来显示表面结构。相反，标准的 3D 或 4D 容积通常更有用，因为容积越大，表面模式的 3D 效果越强。偶尔将表面模式与 X 线模式或最大模式联合使用(图 4.13)。

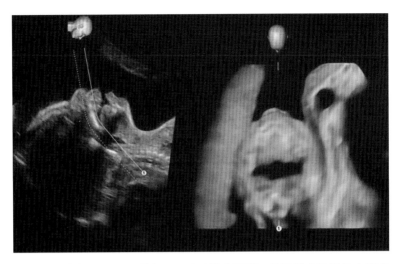

图 4.13 曲线 Omniview 联合 VCI 显示胎儿硬腭。显示模式采用最大模式联合表面模式

4.4　四维与容积对比自由解剖成像

在行 4D 实时扫查时,检查者也可直接沿感兴趣区设置直线或曲线,获取相应的切面图像,也可以同时启动适当厚度的 VCI 来改善图像效果,3D 图像结果并列显示在 2D 图像旁。笔者使用该技术有很好的经验,并将其用于产前筛查。胎儿头位时,选择 1~3mm 层厚的 VCI 结合 X 线模式,可以实时重建胼胝体和小脑蚓部切面(图 4.14)。另一种是采用 VCI 与最大模式结合,用于显示颅骨及骨缝(图 4.15)或脊柱及肋骨(图 4.16)。图 4.14 和图 4.15 为应用最大模式结合 VCI 的例子。

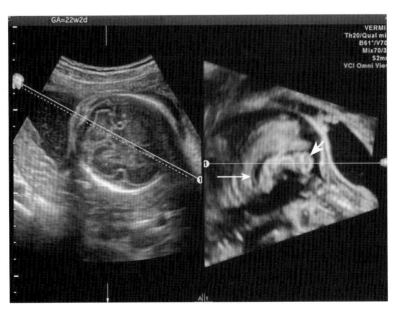

图 4.14　4D Omniview 结合 VCI 直接观察小脑蚓部(短箭头)和胼胝体(长箭头)。4D 检查时沿着脑中线画取样线,激活 VCI,薄层容积层厚 2mm

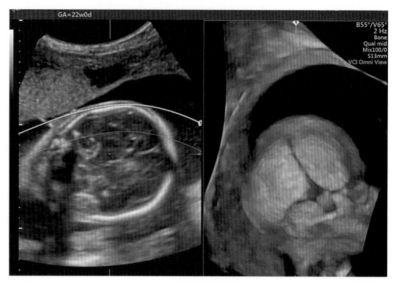

图 4.15　胎儿头颅侧面观的 4D 成像。在颅骨的侧面描绘弧形的 Omniview 取样线，选择层厚 12mm 的 VCI，使用最大模式可直接显示颅骨和冠状缝

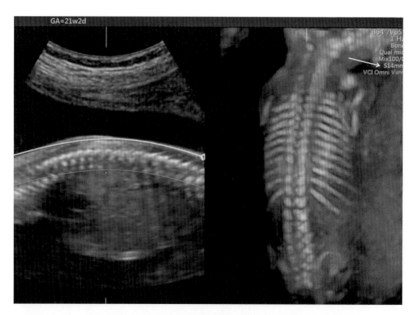

图 4.16　采用机械探头行 4D 扫查，使用弧线 Omniview 结合层厚 14mm 的 VCI 成像，直接观察脊柱和肋骨

4.5　四维与 A 平面容积对比成像

　　A 平面容积对比成像（VCI-A）技术是采用薄层容积成像而非只是二维切面。这种技术可以在机械探头（图 4.17、图 4.18）上使用，但是帧频低，分辨力差。随着电子矩阵探头的问世，图像分辨力得到了提高（参见第 1 章），检查者能够快速获得好的图像（图 4.19、图 4.20）。薄层容积的厚度和显示模式可以根据需要进行调整。VCI-A 可用于检查胎儿肺脏、

心脏、肾脏、面部、大脑和其他器官。图 4.17～图 4.20 为应用 VCI-A 模式采集的图像。根据笔者的经验,将此技术与 X 线模式结合可提高对比分辨力,使心脏与胸腺、心肌与心腔、胼胝体与脑皮质以及肾脏与肠管等比邻结构分界清楚。实时扫查与最大模式结合可以很清楚地凸显骨骼结构。在电子矩阵探头上使用 VCI-A,还可以与反转模式结合使用,将在第 10 章进一步讨论。

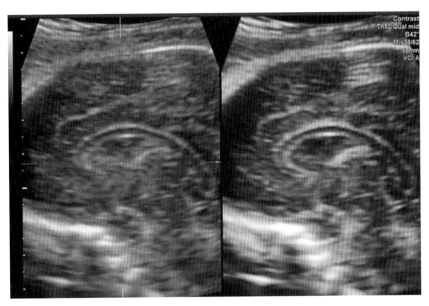

图 4.17　应用 VCI-A 直接经腹扫查观察胼胝体。左图是 2D 图像,右图是层厚 5mm 的 VCI-A 实时 4D 图像,对比度增强

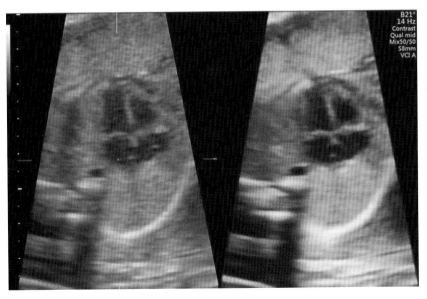

图 4.18　左图为直接显示心脏四腔心的 2D 图,右图为采用层厚 8mm 的 VCI-A 成像,对比度更好。该图像是机械 3D 探头在 14Hz 的低帧频状态获取,使用电子探头可获得更好的分辨力,见下幅图

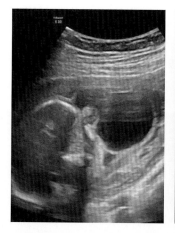
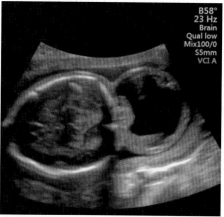

图4.19 左图:胎儿枕部脑膨出的 2D 图像对比分辨力较低。右图:采用层厚 5mm 的 VCI-A 图像,图像质量提高。这是用电子探头在 23Hz 帧频状态下获得的图像

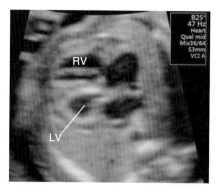
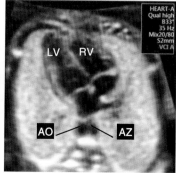

图4.20 VCI-A 模式显示两个心脏异常病例。层厚 3mm(左图)比层厚 2mm(右图)的心脏图像对比度为高。左图为左心发育不良综合征,左室(LV)小。右图为一正常四腔心切面,但在心脏后方可以看到降主动脉(AO)及其右侧扩张的奇静脉(AZ),该例为下腔静脉离断与奇静脉相连接。这些图像是使用电子探头分别在 47Hz 和 35Hz 的帧频条件下所采集。RV:右心室

4.6 结论

容积对比成像(VCI)是在 3D 和 4D 应用中的一个有趣的辅助工具,它可以快速使用 3D 薄层容积成像,省去了容积采集和渲染等多个步骤。联合应用自由解剖成像(Omniview)功能将增加其潜在的用途,尤其是还可以采用任意曲线的 Omniview 成像。

5 多平面成像Ⅰ:正交三平面模式和自由解剖切面模式

5.1 简介

常规超声检查的过程仍然是基于显示器官结构的标准二维切面,且大多数人在检查过程中总是试图获取"标准"切面,很多人仍然对断层模式或正交三平面模式获取的连续的切面图像不甚熟悉。

在常规检查过程中,胎儿面部侧脸轮廓、心脏的四腔心切面、胼胝体的正中矢状切面或脊柱的纵切面都是要观察的标准切面。然而,其中的一些切面在常规胎儿超声检查过程中却非常难以获得。

本章的目的是展示如何从容积数据集中获取这些典型切面并用于临床实践中。

这种方法的潜在用途尚未被充分挖掘,但是至少在超声自动成像和图像自动识别被广泛应用的时代,将可能会成为常规检查的必要环节。存储容积数据的另一个主要优点是能够利用存储的容积数据进行离体脱机检查。这一特征,即所谓的"离体诊断",可以执行远程会诊,其优势已经在多项单中心和多中心研究中得到证实。

5.2 多平面重建和显示横切面图像的方式

可以用不同的方式从原始容积数据块中重建单幅图像。在成像领域,用于这种技术的通用术语是多平面重建"MPR",各家公司的三维超声仪器所使用的命名略有不同,笔者所使用的系统中,"多平面"通常为"正交三平面模式"的同义词。本书将使用"多平面重建"或"多平面显示"作为广义用词,分别讨论其不同的成像方式。

目前容积超声的多平面重建方式有以下三种:

1. 正交三平面模式下的单幅或多幅图像。

2. 断层模式下的单幅或多幅图像。

3. 使用像"自由解剖成像(Omniview)"这样的工具,在容积内选择性切割感兴趣区,获得垂直于切割线的单幅图像。Omniview 不仅可以采用直线、弧线切割,还可以选择多点折线或自由曲线切割来获得"任意切面"。

无论采用哪一种多平面重建模式,笔者建议尽量同时使用第 4 章介绍的"容积对比成像(VCI)"功能,或使用容积斑点噪声抑制(3D-SRI)技术,以改善重建图像的质量并减少斑点噪声的影响。

5.3 正交三平面模式操作方法

采集容积数据之前，可以先选择正交三平面模式或断层模式的预设。数据采集完成、图像出现时，检查者可先寻找最熟悉的图像并以此来开始进一步的操作。在某些情况下，通过使用第2章中介绍的平移浏览容积内的所有切面，或借助正交平面的相交点在不同平面中导航，有助于寻找目标图像，一旦找到接近理想切面的图像，即可应用旋转按钮，沿着一个典型的胎儿轴线（大脑镰、脊柱、主动脉等）转动图像观察不同平面，有利于图像定位。

图5.1～图5.3分步介绍了如何从经阴道扫查采集的容积数据中，重建出理想的、显示颈项透明层和鼻骨的正中矢状切面图像的过程：由于受经阴道探头操作的限制，有时不能直接获取标准的胎儿侧脸轮廓图像，此时需采集容积数据，激活 VCI 后，先定位大脑镰（图5.2中的 B 平面）使之与 y 轴重合，但在 C 平面上大脑镰仍然是倾斜的，所以旋转该平面使大脑镰与 x 轴重合（图5.3），此时 A 平面上就获得清晰的胎儿侧脸轮廓图像，在该单幅切面（图5.4）上可测量鼻骨和颈项透明层。图5.5 和图5.6 展示了如何通过操作容积数据获得早孕和中孕期胎儿上颌切面图像。

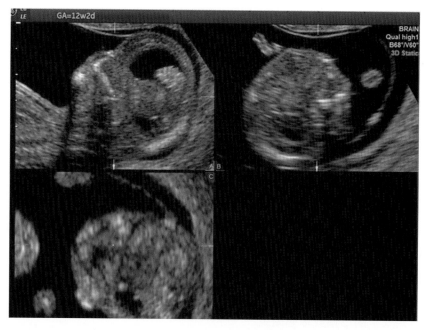

图5.1 展示容积数据多平面重建的步骤。经阴道检查常常受探头操作的限制，难以获得理想的感兴趣结构图像。本例中，检查者试图通过三维图像重建的方法来获得胎儿侧脸轮廓图像，容积采集的初始切面是胎儿侧面，尽可能靠近最终的感兴趣切面（见下图）

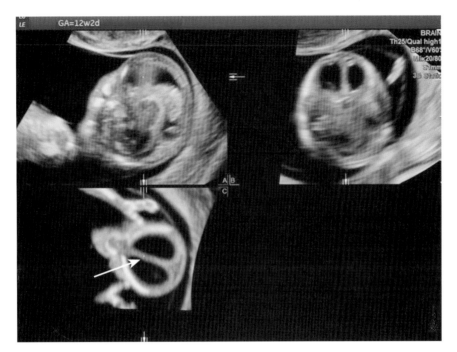

图 5.2 采用图 5.1 所采集的容积数据,激活 VCI 增强对比度,并将相交点放置在辨识度较高的结构上,如大脑镰(箭头)。在下图 C 平面上大脑镰是倾斜的,因此,需旋转该平面图像直到大脑镰与 x 轴重合,并且 B 平面中的大脑镰也和 y 轴重合,结果见图 5.3

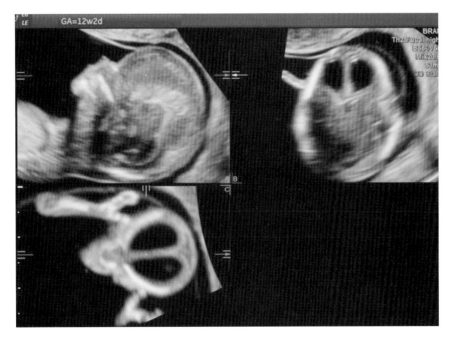

图 5.3 续图 5.2,此时 C 平面上大脑镰与 x 轴重合,相交点位于大脑镰上,A 平面上胎儿侧脸轮廓图清晰可辨。图 5.4 显示了最终的结果

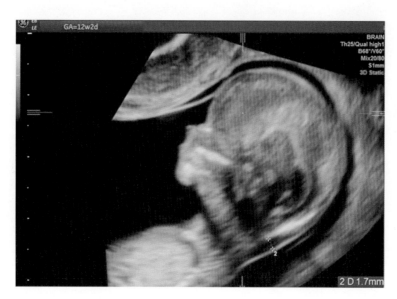

图 5.4 以胎儿脸部斜切面为初始切面获取的容积数据重建的胎儿侧脸轮廓的最终图像（参见图 5.1～图 5.3）。可以清晰显示鼻骨和颈项透明层，并可进行颈项透明层厚度测量

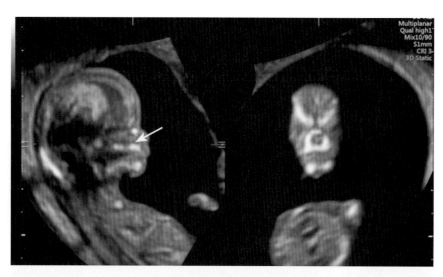

图 5.5 对经阴道扫查采集的 13 周胎儿面部 3D 容积数据进行上颌定位，交叉点置于上颌处，则在所有切面上都观察到上颌。通过选择层厚 1mm 的 VCI 薄层容积联合 X 线模式和最大模式可增加图像的对比度

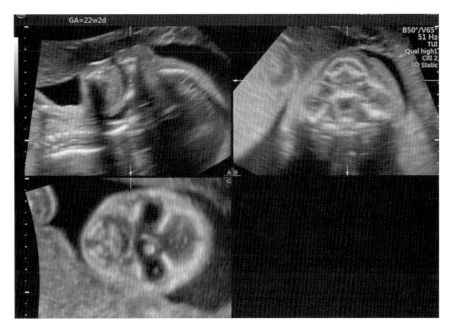

图 5.6   没有采用 VCI 的正交三平面模式下中孕期胎儿的上腭图像。调整相交点和切面,观察 A 平面(左上图)上颚的矢状切面,该切面与右上图 B 平面的上腭切面垂直,C 平面证实容积数据定位准确

5.4   应用自由解剖成像模式获取"任意切面"操作方法

自由解剖成像(Omniview)是另一个较好的多平面成像方法。经过对图像稍微调整,识别出感兴趣结构的某一部分后,检查者就可以直接在该容积内绘制直线或曲线状的取样线,

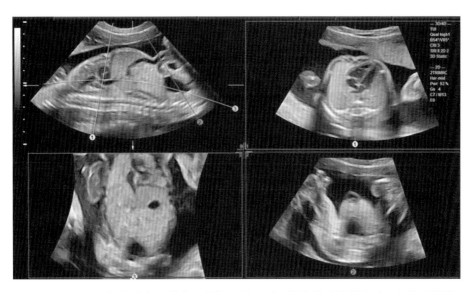

图 5.7   Omniview 在胸、腹部三维容积数据上的运用。操作者可绘制多达 3 条的取样线,该例中有 2 条取样线通过心脏(右上图)和膀胱(右下图)水平,获得相应的横切面。第 3 条水平取样线在胸前部,获得包含肺部、膈肌、胃和膀胱的正面图(左下图)。切面 1 和 2 是采用直线形的取样线所获取,而取样线 3 则为曲线形

即可同时获得重建的图像。由于重建的"自由解剖图像"同步呈现,因此通过调整取样线,图像可以实时更新。在实际软件应用中,最多可以绘制 3 条参考线,并可以用不同的颜色区别(图 5.7、图 5.8)。Omniview 的取样线设置后,可以平移或旋转,取样线还可以绘制成直线、弧线、多点曲线或自由曲线(图 5.7)。获取的图像可以是根据投影线的直接重建图,多数情况下还可以是非直线模式下拉伸展开的图像。为了提高图像质量,建议使用三维容积斑点噪声抑制(3D-SRI)或联合 VCI 来降低斑点噪声。有趣的是,Omniview 不仅可用于静态 3D 容积分析,还可用于 4D 或 STIC 容积数据。

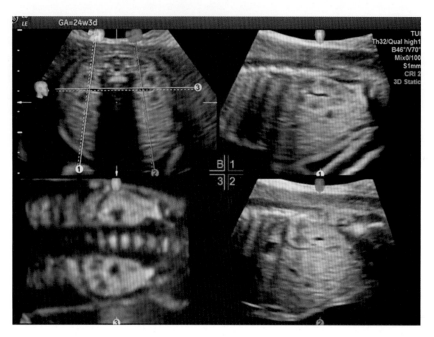

图 5.8 应用 Omniview 模式观察肾脏结构。胎儿腹卧位采集的容积数据,肾脏位于脊柱的左右两侧。在脊柱旁画 2 条 Omniview 的取样线(1,黄色线,2,紫红色线)获得旁矢状切面,在脊柱前方的取样线(3,蓝绿色线)获得冠状切面,从不同切面突出显示肾脏

5.5 自由解剖成像典型应用示例

胸部和腹部:如图 5.7 显示,Omniview 成像模式可以很好地应用于观察胸腔和腹腔脏器,获得典型的横切面。图 5.8 展示了一个简单的突出显示容积数据中的肾脏图像的方法。

胎儿脑部:图 5.9 ~ 图 5.11 显示了一组胎儿中枢神经系统超声检查的示例,其中 Omniview 成像可以快速重建胼胝体、小脑蚓部以及透明隔腔和其他结构的冠状切面图像。

胎儿骨骼:通过将 Omniview 与 VCI 的最大模式相结合,可以很好地显示胎儿脊柱和颅骨,如图 5.12 和图 5.13 所示。根据检查的器官和胎位不同,取样线可选择直线或弧线(图 5.12、图 5.13)。上颌和软硬腭一般可以通过正交三平面模式(图 5.5、图 5.6)成像,但在有些情况下,采用弧线或任意曲线为 Omniview 的取样线,可获得更可靠的针对性的图像(图 5.14、图 5.15)。

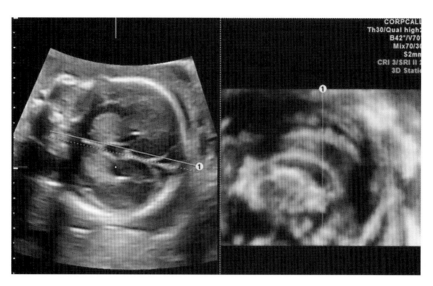

图 5.9　联合 VCI 的 Omniview 成像显示胼胝体。以大脑镰和透明隔腔作为定位
标志

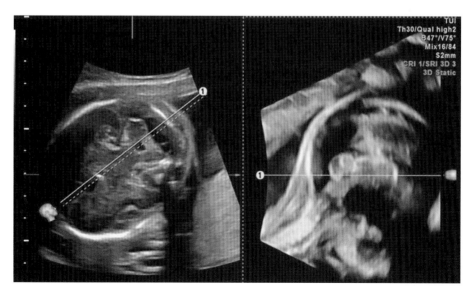

图 5.10　联合 VCI 的 Omniview 成像显示小脑蚓部和脑干

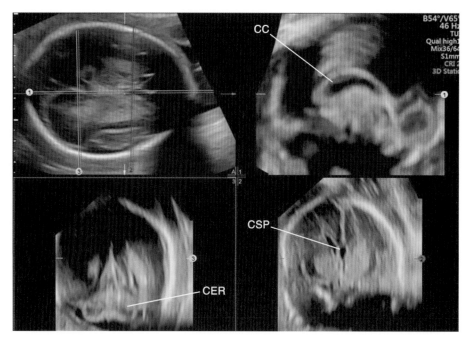

图 5.11 以胎儿头部横切面为初始切面采集静态 3D 数据，设置 3 条 Omniview 取样线，以显示矢状切面上的胼胝体(CC)、冠状切面上的透明隔腔(CSP)以及后部分冠状切面上的小脑(CER)

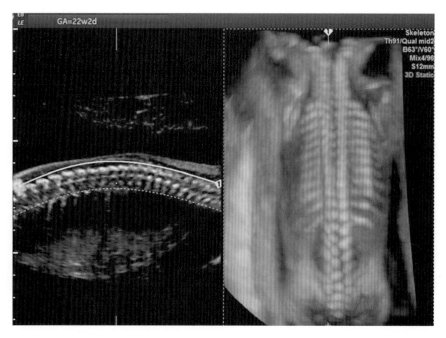

图 5.12 静态 3D 容积，弧线 Omniview 联合层厚 12mm 的 VCI 和最大模式显示脊柱和肋骨

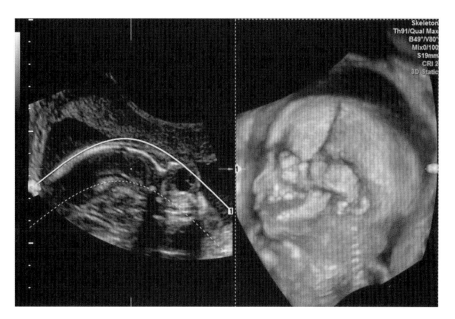

图 5.13　胎儿侧脸作为初始切面采集的胎头容积数据，弧线 Omniview 联合层厚 19mm 的 VCI 和最大模式可以清晰显示头颅骨

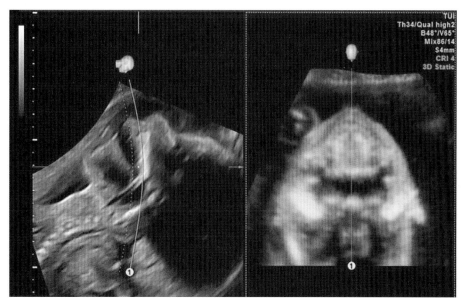

图 5.14　从胎儿面下部为起始切面采集 3D 容积数据后，使用弧线 Omniview 联合层厚 4mm 的 VCI 和最大模式显示上颌和硬腭（与图 5.15 对比）

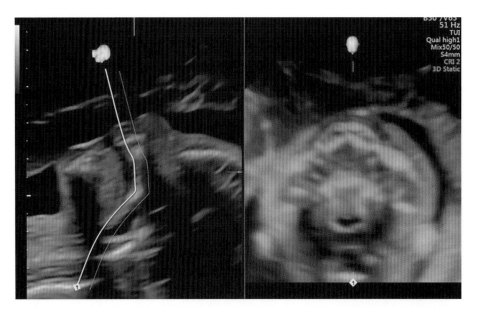

图 5.15 本例采用沿硬腭和软腭描绘自由曲线作为 Omniview 的取样线,联合层厚 4mm 的 VCI,上腭和悬雍垂区域可清楚显示

胎儿心脏:Omniview 可以联合胎儿心脏灰阶或彩色多普勒 STIC 使用。使用这个工具可以快速地获取标准的四腔心和三血管气管切面(图 5.16),并可实现从心腔内直接观察房室瓣膜和瓣膜结构。

早期妊娠:在孕 14 周前进行早孕期扫查可能受到探头操作性的限制,难以获得标准图

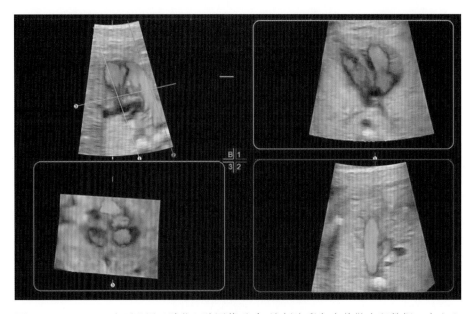

图 5.16 Omniview 也可以用于胎儿心脏图像重建,该例为彩色多普勒容积数据。在左上图的参考切面上,划出 3 条取样线,可分别显示四腔心切面(黄色框)、三血管气管切面(紫红色框)和瓣环的短轴切面(蓝绿色框)图像

像。在这种情况下,Omniview 有助于获得某些感兴趣区的重建标准切面。图 5.17 为一个获取颅内透明层切面的例子。通过描绘自由曲线获得自由解剖图像,如图 5.18 中胚胎被拉伸的例子虽然非常有趣,但目前尚不能证实其有何临床应用价值。

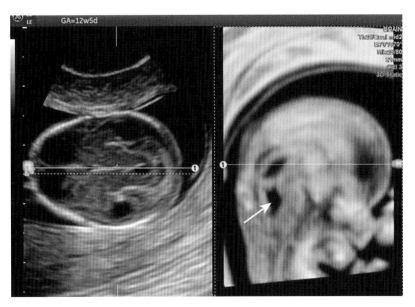

图 5.17 早孕胎期儿头部 3D 容积数据,Omniview 取样线放置在脑中线上,可获得正中矢状切面,显示颅内透明层(箭头)

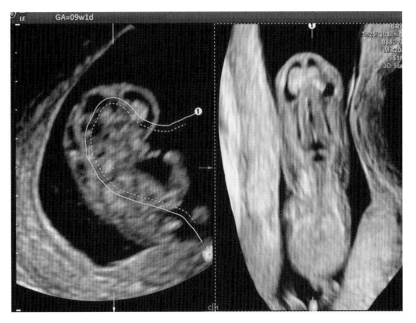

图 5.18 Omniview 的一个有趣的应用是自由描绘取样线。以妊娠 9 周时的胚胎为例,所获的重建图像为沿取样线走行区域、垂直于取样线的胎儿头颅和躯干的拉伸图像

5.6 结论

掌握容积内不同切面的导航需要一定的学习过程。学会平移和旋转容积内的切面有助于理解并获得感兴趣结构的切面和需要凸显的细节。根据笔者的教学经验，一旦检查者熟悉了容积数据定位方法，就可以在常规扫查中轻松地开始使用。特别是 Omniview 工具可被快速整合到 3D 容积或 4D 检查的实际扫查工作中。本书提供了很多应用各种多平面重建或 Omniview 成像的例子供参考。

6 多平面成像Ⅱ:断层模式

6.1 简介

提起三维超声常常联想到的是胎儿立体图像,而非如断层模式所显示的一系列相互平行的切面图像。然而在过去的几年里,越来越多的三维超声的经验证明,数字化容积数据的主要优点之一就是后处理,由此可以获得任意二维切面(参见第 5 章)或一系列基于容积数据块的切面,尤其是当胎儿位置不好不容易通过实时扫查获得切面时更有意义。所存储的容积数据可供进一步获取与 CT 和 MR 成像类似的一系列相互平行的切面。该功能可显示相邻的结构或病灶的程度。虽然超声检查一直以来都是实时动态扫查,生成实时切面进行即时评估,但相信将来不仅仅是超声报告上,而且在超声图像自动化领域,三维断层超声成像会变得越来越重要。本章将着重从不同方面介绍断层模式。

6.2 操作方法

在第 2 章中介绍了正交平面模式下的三个平面的显示和用于容积内导航的相交点。

另一个重要的容积导航工具称为"平移"(参见第 2 章)。对平移感兴趣的操作者可以选择应用断层模式。断层超声成像(TUI)是一种显示容积数据内相互平行的切面的多平面模式,类似于从 CT 和 MR 工作站获得断层图像。选择感兴趣区后,激活断层模式,相互平行的切面就会显示在屏幕上,操作者可调节屏幕上的切面(或容积薄层)的数量以及层间距。除此之外,在屏幕的左上角还有参考图像,用于显示每个切面的位置。可调节的层间距显示在参考图像的右下角。在断层模式下,正交三平面模式的所有操作工具都可以使用。例如用相交点导航、切面的旋转和容积内切面的移动。虽然只能在参考切面上应用这些操作工具,但其他切面会立即发生变化同步更新。为了提高图像质量,建议使用容积斑点噪声抑制(3D-SRI)或激活 VCI 模式来降低斑点噪声(参见第 4 章)。

图 6.1 ~ 图 6.10 展示了断层模式的不同显示方式。图 6.1 是显示为正交三平面模式的原始容积数据。选定 A 平面为需观察的参考切面并激活断层模式,立刻呈现出平行 A 平面的一系列图像(图 6.2)。如果选择 B 或 C 平面作为需观察的参考切面,则显示的是平行其的纵切面或冠状切面,如图 6.3 或图 6.4 所示。图 6.5 为具有典型标志的断层模式图像,绿色星号(＊)所指为参考切面,标"－"或"＋"符号为依次相邻切面的序号,所标数字为每一相邻切面的距离。如果仅改变层间距(图 6.6),则参考切面保持不变,而其他图像会发生相应变化。显示在屏幕上切面的数量可以选择为 2×1、2×2、3×2、3×3、4×4 等,如图6.5 ~ 图 6.10所示。图 6.9 和图 6.10 显示了断层模式中,在容积内平移图像,同时还可以沿 x、y 或 z 轴进行旋转微调切面图像。

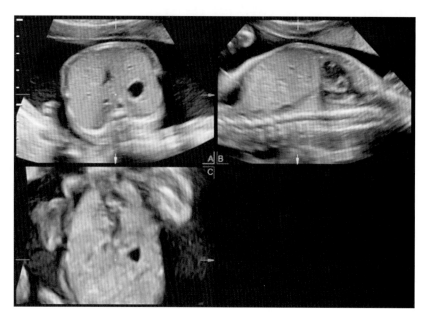

图6.1 此图中,包含胎儿胸部和腹部的3D容积数据以正交三平面模式显示,该容积数据是以下图6.2 ~图6.10 要展示的断层模式的基础容积数据

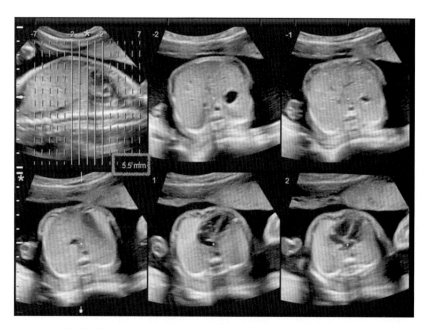

图6.2 断层模式中,左上角出现的图像是用于定位的参考图,需成像的切面数可任意选择,绿色星号(＊)所指为参考切面,本例显示参考切面的前、后各两个切面。层间距可以做相应调整(见红色方框内数字),本例层间距为5.5mm

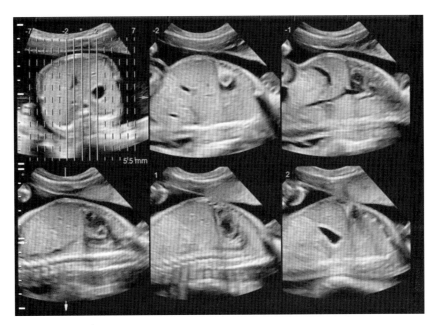

图 6.3 显示方式与图 6.2 相同,但激活的观察平面是 B 平面。屏幕左上角为定位切面,从左向右显示胎儿的矢状切面

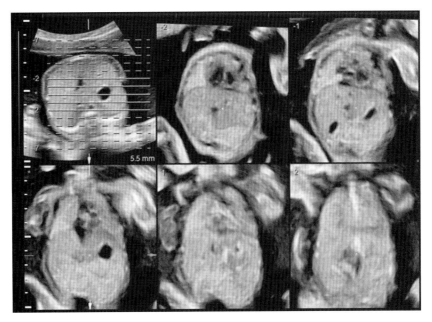

图 6.4 显示方式与图 6.1 和图 6.2 相同,但此时 C 平面被激活,显示从前到后的胎儿冠状切面

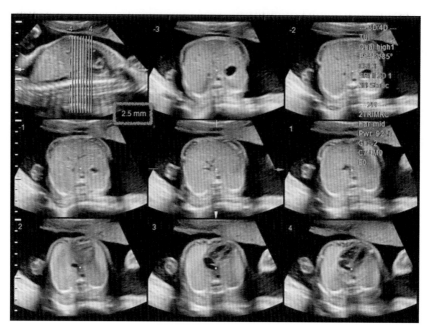

图6.5 显示方式与图6.2相同,但此时所显示的切面数量从3×2增加到3×3,层间距变成2.5mm

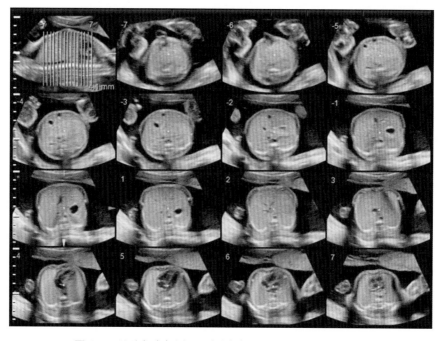

图6.6 显示方式与图6.5相同,但是切面数量增加到4×4

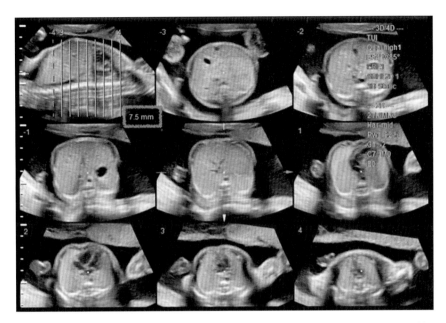

图 6.7 显示方式与图 6.5 相同,但该图中层间距增加到 7.5mm。与图 6.5 相比较,中间参考图保持不变,但其他 6 幅图像发生改变

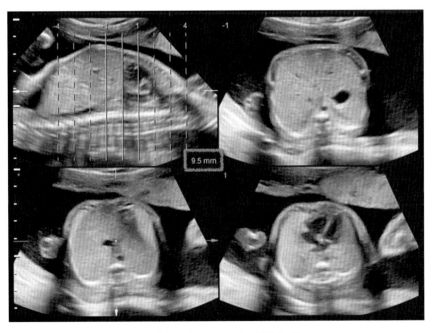

图 6.8 图像数选择 2×2,层间距增加到 9.5mm

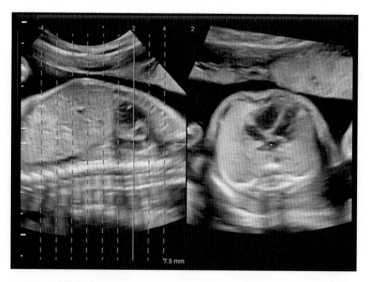

图 6.9 图像数为 2×1 的示例，可以针对性地观察四腔心切面。与定位图像上实线相对应的切面是感兴趣切面，可以用这种方法在容积数据中平移浏览所需观察切面

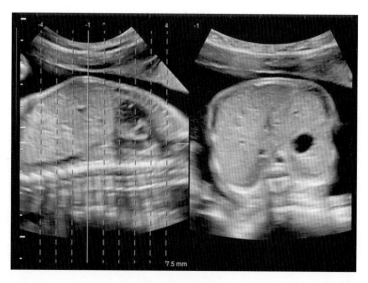

图 6.10 与上图的预设相同，选择上腹部为感兴趣切面，可显示胃泡

6.3 断层模式的典型应用示例

胎儿头颅、面部和大脑的断层模式成像：断层模式可以很好地用于评估胎儿头部、面部和大脑。对于胎儿中枢神经超声检查，可经腹（图 6.11、图 6.12）或经阴道（图 6.13、图 6.14）采集容积数据。采用断层模式可对靶目标进行概览，大脑内的所有标志性结构可以一目了然（参见第 16 章）。图 6.11 展示了正常大脑解剖结构的概况，图 6.12 显示胎儿脑室增宽，在相邻的切面上，可以看到正常的小脑，在另一切面上还可看到第三脑室扩张，因此通过整体观察，可以排除 Chiari Ⅱ 型畸形、Dandy-Walker 综合征或全前脑畸形等，可能的诊断是

中脑导水管狭窄。在冠状切面断层模式下,可以清楚观察和辨认透明隔腔,图 6.13、图 6.14 分别为正常和异常的示例。

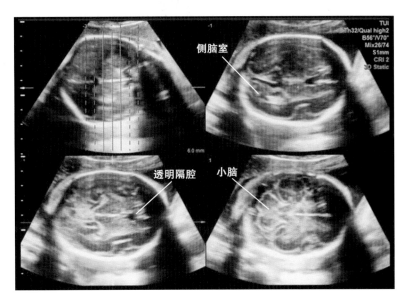

图 6.11 以断层模式显示的胎儿颅脑的 3D 容积数据,几乎所有颅内结构信息在这组横切面图上均同时显示出来

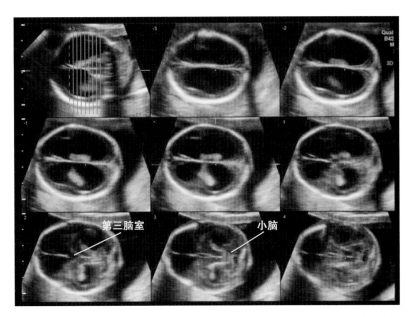

图 6.12 断层模式显示 19 周胎儿脑室扩张的头颅横切面。可观察到以下结构:扩张的双侧侧脑室、大脑镰、正常的小脑、扩张的第三脑室,最可能的原因是中脑导水管狭窄,所显示的细节几乎可以排除诸如 Chiari Ⅱ 型畸形、Dandy Walker 综合征和全前脑畸形的诊断

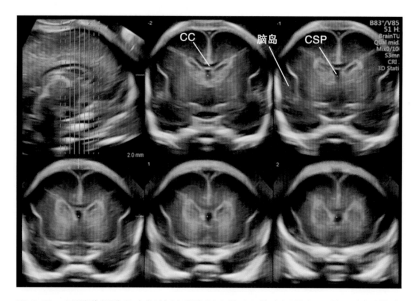

图 6.13 经阴道行胎儿中枢神经系统超声检查,获取冠状切面并以断层模式显示,典型的结构如胼胝体(CC)、透明隔腔(CSP)和脑岛(外侧裂)显示清楚,容易识别

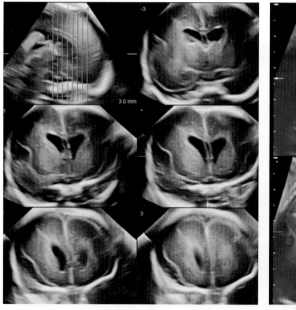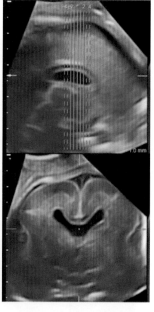

图 6.14 两例异常病例的经阴道扫查。左图:脑室扩张,前角增大,透明隔腔显示清楚。右图:透明隔发育不良,侧脑室前角融合

胸部和腹部器官的断层模式:断层模式适用于观察胸部和腹部,特别是可以清晰显示肺脏、膈肌、心脏和腹部器官等结构(图 6.15~图 6.17),可以帮助准确评估病灶的范围,例如胸腔积液(图 6.16)或肺脏回声增高(图 6.17)。断层模式很少用于泌尿系统成像(图 6.18~图 6.20),但应用于异常病例则有一定临床价值。来自不同腹腔脏器的信息以断层模式成像,可同屏显示肝脏、胃、肠、膀胱、腹壁和肾脏等典型结构的横切面(图 6.6)。断层模

式是存储病变图像的最佳方法,特别是有胎儿异常的情况下,图6.21~图6.23展示的一些病例如十二指肠闭锁的双泡征、胎儿肠梗阻及腹水的程度,这样的图像文件对随访检查具有很高的价值。

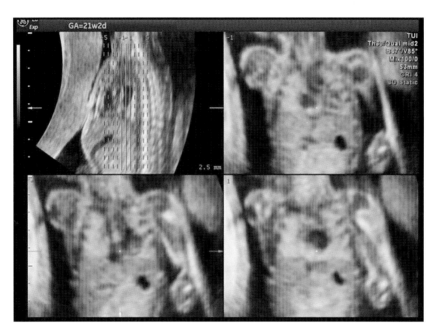

图6.15　本例为断层模式成像,胎儿胸腔、心脏、肺脏、肝脏和膈肌得以清晰显示

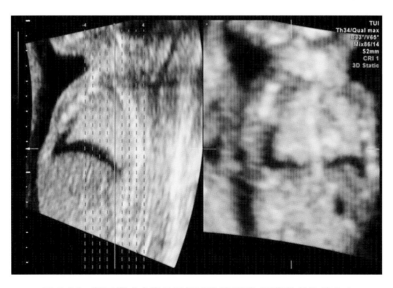

图6.16　断层模式成像显示轻度胸腔积液,图像数量选择2×1

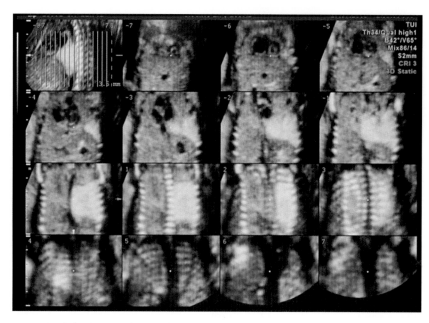

图 6.17 本例为显示左侧肺脏高回声图像，断层模式显示了病灶的位置和范围，回声特征明显与对侧肺脏不同

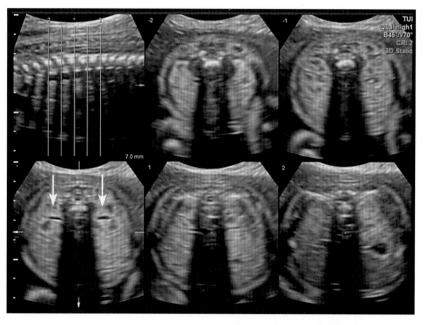

图 6.18 此例 3D 容积数据以横切面断层模式显示包括两侧肾脏（箭头）的腰部区域

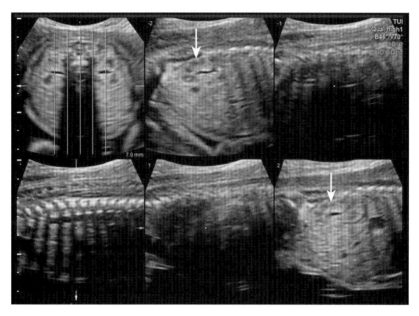

图 6.19 此例 3D 容积数据以矢状切面和旁矢状切面断层模式显示包括两侧肾脏(箭头)的腰部区域

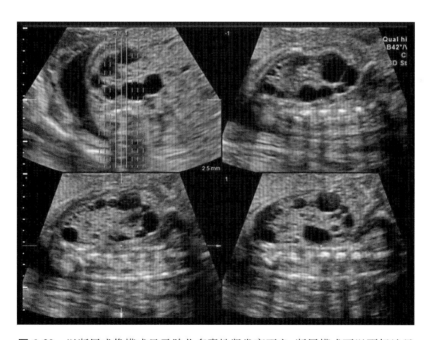

图 6.20 以断层成像模式显示胎儿多囊性肾发育不良,断层模式可以更好地显示病变概况

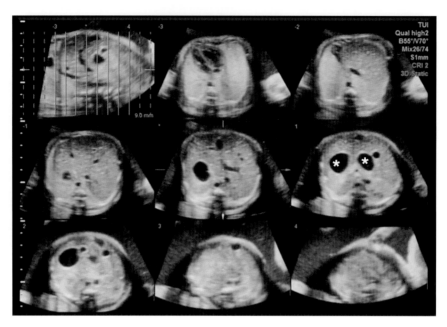

图 6.21 上腹部横切面 3D 容积数据，以断层模式显示胎儿双泡征（＊）、可疑十二指肠闭锁的图像

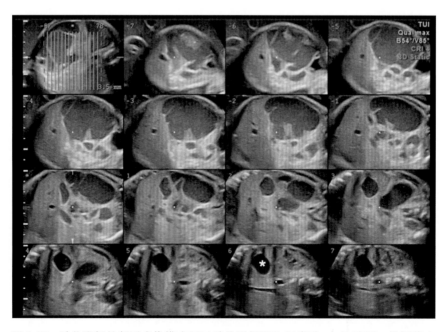

图 6.22 胎儿腹部的断层成像模式展示胎儿肠梗阻和肠穿孔，在最下面一排图像上可以看到胃泡（＊）

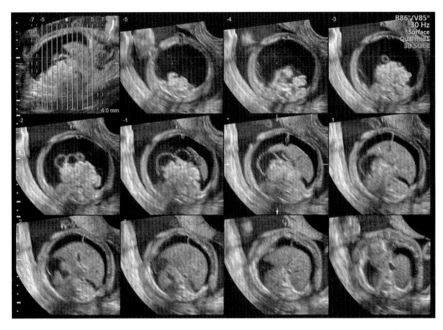

图 6.23 心衰胎儿的腹水征和皮肤水肿图像。与单幅图像相比,采用断层模式可以评估腹水的程度并可留存多幅图像。这些异常在应用断层成像模式时便于对比,特别是用于随访观察中

胎儿心脏断层模式:一个完整的心脏检查必须获取多个切面,而断层模式可以提供全部切面信息,故也是心脏检查的理想工具(图 6.24 ~ 图 6.26)。胎儿心脏断层模式成像可以采用灰阶 STIC 模式(图 6.24),也可以采用彩色多普勒 STIC 模式(图 6.25)或 4D 模式,但 4D 模式很少使用。应用这一工具,可以快速显示相邻的标准切面,如四腔心切面、五腔心切面和三血管气管切面。关于胎儿心脏超声断层模式的更多内容将在胎儿心脏一章中介绍。

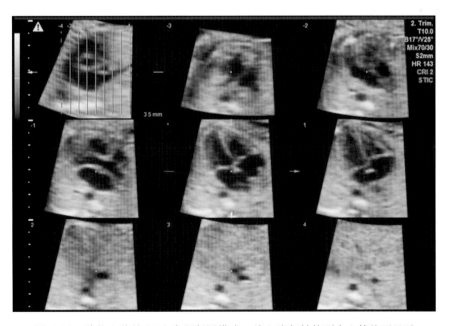

图 6.24 胎儿心脏的 STIC 容积断层模式。从上腹部结构到大血管均可显示

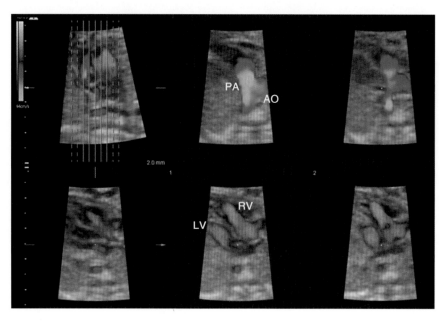

图 6.25 胎儿心脏彩色多普勒 STIC 容积数据，以断层模式显示心脏舒张期和收缩期的不同切面。显示了舒张期四腔心切面（下中图）、收缩期三血管切面、主动脉（AO）、左心室（LV）、肺动脉（PA）和右心室（RV）

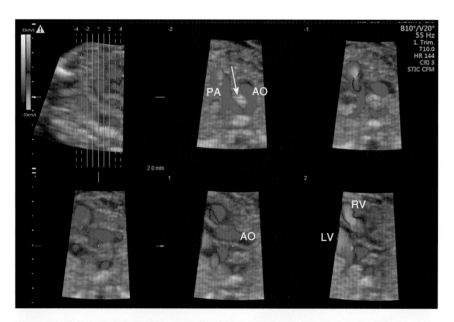

图 6.26 胎儿心脏彩色多普勒 STIC 容积数据，以断层模式显示右位主动脉弓。右下角为四腔心切面，上中图可见主动脉（AO）和肺动脉（PA）之间的气管（箭头）。LV：左心室，RV：右心室

早期妊娠的断层模式：早期妊娠经阴道三维超声联合断层成像模式，可获得最佳图像信息（图 6.27、图 6.28）。由于经阴道扫查探头的操作性有限，从容积数据中重建标准切面往往比直接从 2D 扫查获取标准切面来得容易。采集 3D 容积数据后，以多平面模式、特别是

断层模式成像,可以观察整个胎儿的全貌,尤其可以很好地显示大脑和面部(图6.27、图6.28),以及胸部、腹部(图6.29)和其他部位。

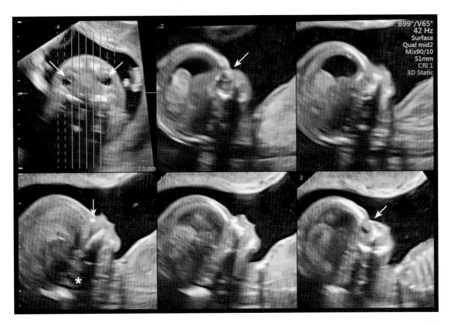

图6.27 早孕期筛查采用断层模式显示胎儿侧脸轮廓图。可以同屏显示鼻骨(黄色箭头)、上颌、下颌、双眼(白色箭头)和包含颅内透明层的后颅窝(＊)

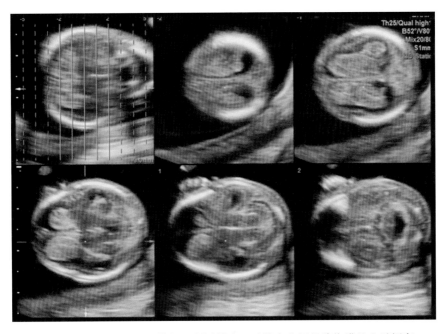

图6.28 12周胎儿大脑横切面断层模式显示较大范围的脉络膜丛和后颅窝

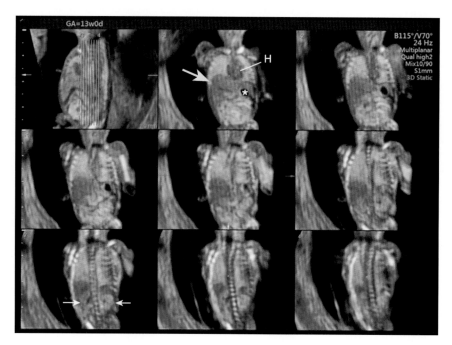

图6.29 13周的胎儿躯干断层模式显示膈肌（黄色箭头）、肺脏、肝脏、胃泡（＊）、肾脏（箭头）和左侧心脏

6.4 结论

三维超声断层模式为观察感兴趣区提供了一个优选的概览方式。同屏显示器官及其比邻结构可能获得更准确的检查效果，并且有助于留存图像信息。每个病例的感兴趣区一次就可获得 2～16 幅连续图像，因此可更加灵活地展示所需信息。随着经验的增加，可以根据不同解剖部位制定不同的容积深度和层间距，并存储相应的预设条件，使检查标准化。胎儿的心脏和大脑采用该模式成像的效果比较好，第 16 章和第 20 章会采用这种方式展示异常病例，第 19 章也会展示胎儿胸部、胃肠和肾脏的异常图像。

7 表面模式和高分辨仿真模式

7.1 简介

总的来说,表面模式是最流行和最常用的 3D、4D 渲染模式,可用于结构的表面图像重建,在液体和靶结构之间的界面进行图像重建时视觉效果最好。在渲染框中,表面模式显示的是最靠近绿线的最表层结构(参见第 2 章)。用于展示胎儿面部、躯干的前、后表面、四肢或早孕期胎儿的全貌都非常容易。此外,有些胎儿体内的结构也可以用表面模式成像,如心腔、颅内脑室系统、肺脏及其他结构。不同的容积采集方式如静态 3D、4D 或 STIC 等都可采用表面模式,也可与实时或静态模式下的 Omniview 联合使用。

7.2 操作方法

为了获得满意的 3D 或 4D 容积数据,检查者首先应该注意调高 2D 初始切面上相邻结构之间的对比度,比如无回声的羊水和高回声的胎儿皮肤,2D 图像的预设方法已在第 1 章介绍。图 7.1 ~ 图 7.3 说明了预先调节好灰阶图像的增益对所采集的容积数据的影响。2D中的"黑色"羊水是获得良好的表面模式图像的前提,如图 7.1 和图 7.3 所示。感兴趣结构

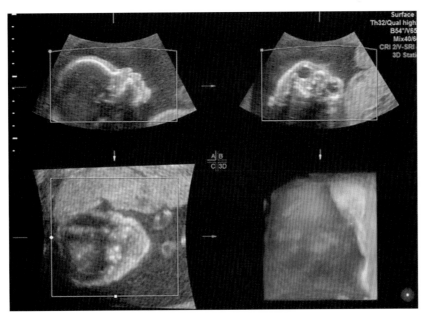

图 7.1 面部表面模式的 3D 容积。灰阶图像的预设未被优化,对比度比较低,羊水呈灰色,导致 3D 表面图像效果不好,需要进一步优化,如图 7.2、图 7.3 所示

的表面应尽可能与声束垂直而不是平行,才有利于后期图像重建(图7.4、图7.5)。在图7.4中,手臂在2D图像中显示清楚,容易识别,但3D的效果却并不令人满意,反之如图7.5所示,只有当声束垂直胳膊时,才会重建出令人满意的3D图像。

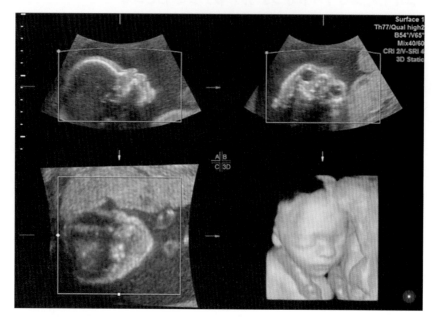

图7.2　与图7.1相同的容积数据,经后处理增加增益和阈值,抑制羊水灰阶,脸部的3D图像立即呈现。图像虽然是可以接受的,但仍然太亮(参见图7.3)

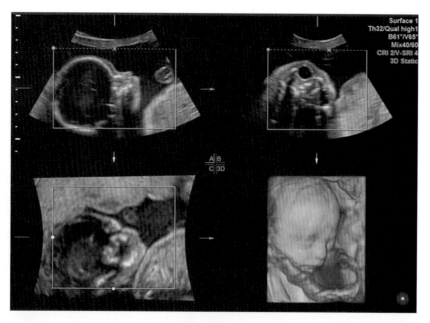

图7.3　与图7.1是同一胎儿,但本图例在采集容积数据前已经优化2D图像,采集过程中羊水对比度好,因此3D表面模式的面部效果比图7.1的要好

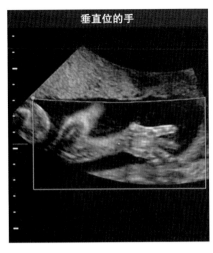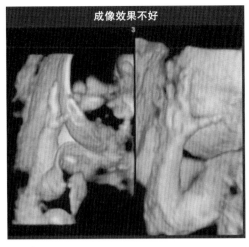

图7.4 要获得一幅好的三维图像,在容积数据采集过程中,对比度和声波的入射角度都很重要。在左图中,2D 图像上手指伸展清晰可见,但如果采集 3D 容积数据,手指与声波平行,此时 3D 成像中手就没有很好地显示出来,见中间图;右侧图像中胎儿的手通过旋转容积而显示出来

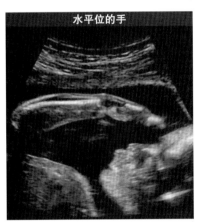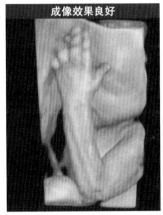

图7.5 与图 7.4 相比,声束与手、手指相垂直(左图),符合采集 3D 容积数据的理想条件,成像效果比图 7.4 好

　　在静态 3D 容积数据采集过程中,理想的条件是,感兴趣目标呈水平位并与渲染框绿线平行(图 7.6),并且建议将取样框设定至比感兴趣区域更大的范围(图 7.7),这样可以避免在 3D 立体图像中丢失胎儿身体的某一部分,如图 7.7。尤其是在妊娠早期需要观察完整的胎儿时,取样框过小可能会导致在最终的 3D 图像上胎儿的部分手臂和腿部缺失。这种情况通常针对于静态 3D 的容积数据,而在应用 4D 时,检查者可以在实时模式下相应调整图像条件获得完整图像。

　　采集容积数据后,首先需设定渲染框的大小,应包括要显示的器官结构;确定渲染框范围后,激活其中一种表面模式,3D 成像的质量取决于系统的预设,检查者可以自由选择不同的表面模式或其他组合模式。以下几种是目前最常用的模式(参见第 3 章):表面光滑、表面纹理、梯度亮度,以及 HD-live 纹理和 HD-live 平滑的组合。预设方法没有"最好",不同模式的组合应用可能只是一种"审美品味"或是个人喜好。

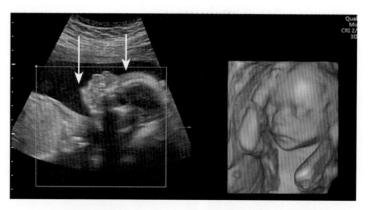

图 7.6 声束角度合适的面部表面模式 3D 容积数据。从面部的一侧
开始采集 3D 容积数据,额头和脸都几乎呈水平位

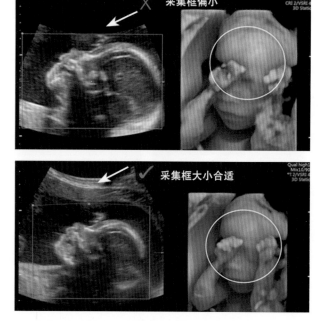

图 7.7 容积数据采集框较小时采集的 3D 容积数据(上图),面部可以显
示,但是手的一部分丢失;而采用较大的采集框(下图)则可以包含全部感
兴趣结构,在下图中可以看到完整的手部

图 7.8 ~ 图 7.10 展示了不同检查者常用的组合模式的一些示例,初期阶段检查者可以
尝试选用表面光滑和梯度亮度比例为 40% :60% 的混合模式。

降低灰阶阈值和增加透明度可以改善图像质量;可以应用魔术剪(参见第 3 章)删除感
兴趣区前面的结构,前提是需要删除的部分在背景图像上没有声影。

最近笔者经常使用光源的功能,并通过调整光源的位置增加图像的纵深效果和立体感,结
合动态深度渲染功能,使得羊水区域增加新的维度,并选择蓝色色调来改善图像效果(参见第 3
章)。通过使用称为 HD-live 的类似皮肤的预设,尤其是增加图像平滑度后,可大大改善图像的
品质。有关胎儿面部 3D 渲染成像的更多内容请参见专门介绍胎儿脸部成像的第 18 章。

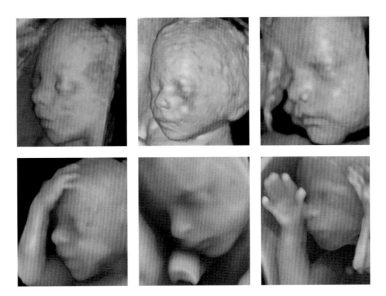

图7.8　采用不同的成像模式显示胎儿面部

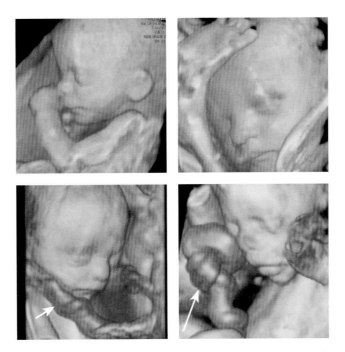

图7.9　观察胎儿面部时,还可以看到相邻结构。图中面部附近还可见胎儿胳膊、耳朵、足、脐带(短箭头)甚至脐带真结(长箭头)

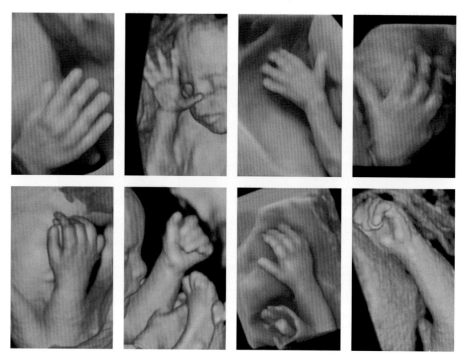

图7.10 在表面模式下，可以清楚地看到胎儿的手，并可评估其解剖结构是否正常（与图7.11对比）。

7.3 表面模式的典型应用示例

头颅和面部：表面模式最常用于胎儿面部成像，第18章将对此专门进行讨论。可以采用3D或4D模式在不同胎龄、从不同角度和应用不同的颜色对胎儿面部进行渲染成像（图7.8~图7.10）。在4D模式中还可以欣赏到各种胎儿的面部表情和动作，包括吞咽、打呵欠、睁开眼睛等等。除了正脸图以外，侧脸图还可以显示胎儿的轮廓和耳朵，这种观察侧脸的方法比传统的2D扫查更好。在妊娠的前半段，胎儿头骨的囟门和骨缝还很大，应用表面模式通过降低增益或增加透明度可以很容易观察到。第3章和第18章介绍了胎儿面部成像的具体操作方法，在第3章中还介绍了胎儿面部容积数据的后处理操作。

胎儿四肢：应用表面模式可以从不同角度和以不同的分辨力观察胎儿手臂、腿、手和足。多数情况下手靠近脸部，常常与脸部一起显示（图7.9~图7.11）。提高采集数据的质量，手指和脚趾可以显示更清楚；通过调整图像的柔和度和光源的位置，还可以进一步改善图像品质（图7.12、图7.13）。因此，应用三维表面模式，可以更好地观察异常情况，如四肢缺失、多指，足内翻等（图7.11~图7.13）。

躯体表面成像：妊娠早期很容易观察胎儿背侧和腹侧表面及脐带插入点。即使孕周增加，若羊水量足够，可供行三维表面模式成像，这些结构也可以显示清楚。在表面模式下，可以清楚地观察到胎儿腹、背部异常，如腹裂畸形、脐膨出（图7.14）、脊柱裂（图7.15）、骶尾部畸胎瘤（图7.16）和其他异常。可以在妊娠早期和晚期对腹裂的肠管进行详细的观察，见第19章。使用表面模式可以观察外生殖器，外生殖器声像正常时，有助于排除相关的异常如尿道下裂或罕见的阴蒂肥大等（参见第19章）。

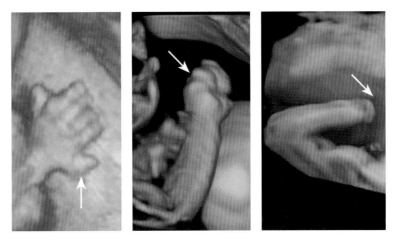

图7.11　应用表面模式显示手部(箭头)异常:多指(左图)、Apert 综合征的并指畸形(中间图)和手缺如(右图)

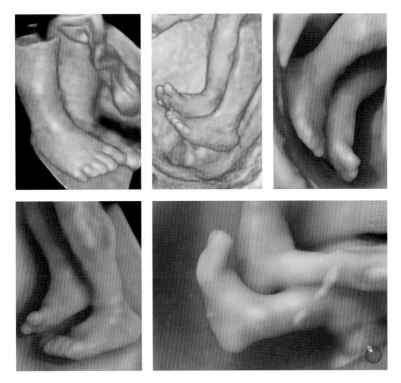

图7.12　应用表面模式很容易观察胎足,双足通常是并排的,有时也会交叉(与图7.13 相比)

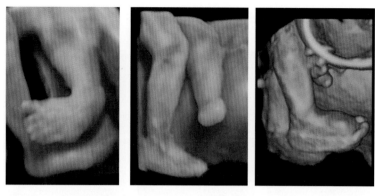

图7.13 应用表面模式显示足部异常,如胎儿足内翻(左图)、缺足(中间图)和特纳综合征的足部水肿(右图)

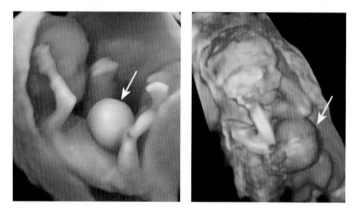

图7.14 应用3D表面模式显示胎儿脐膨出。左图为12周胎儿,右图为18周胎儿

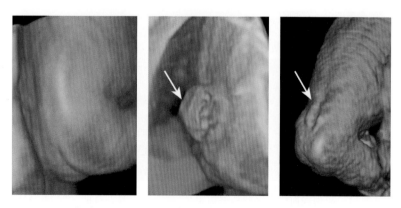

图7.15 正常胎儿(左图)、脊髓脊膜膨出胎儿(中图)以及脊髓裂胎儿(右图)的背部3D表面成像

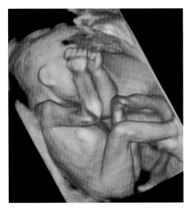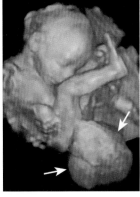

图 7.16　3D 表面模式成像显示 22 周胎儿全貌(左图),右图显示的则为骶尾部畸胎瘤胎儿

　　胎儿全貌和多胎妊娠胎儿的观察:除了放大图像显示胎儿面部、四肢或其他部分的局部三维图像外,检查者还可以尝试显示胎儿的全貌。合适的条件下,可以在孕 8 ~ 18 周之间获得胎儿全身的完整图像(图 7.16、图 7.17)。在妊娠晚期,胎儿通常太大而不能在一幅图像中显示其全身。

　　在多胎妊娠中,表面模式是获得胎儿全貌的最佳方法(图 7.18)。单绒毛膜双胎中的羊膜隔通常太薄而不易显示,但另一方面可以借此与双绒毛膜双胎较厚的羊膜隔鉴别。使用表面模式还可以很好地显示胎儿的位置和数量。

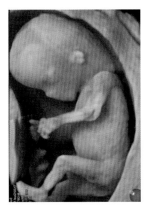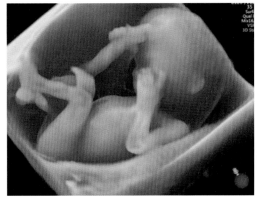

图 7.17　两个 13 周胎儿的 3D 表面模式成像显示胎儿全身

　　胎盘、脐带和羊膜:用表面模式观察胎儿全貌时,也可以同时观察周围的结构如胎盘、脐带插入点、脐带、羊膜带和各种子宫异常。

　　体内器官如心脏、大脑和其他器官的成像:表面模式可应用于体内器官成像,特别是心脏(参见第 20 章)、大脑(参见第 16 章)、胸部和腹部(参见第 19 章)。应用于心脏成像时,可以在四腔心切面观察心腔,心动周期的时相如舒张期、收缩期也可以在所获取的 STIC 容积数据中清楚识别(图 7.19)。如果需要的话,还可以很好地识别其他切面,例如五腔心切面、三血管切面,以及从心房或心室观察到的房室瓣或半月瓣的立体结构图像。

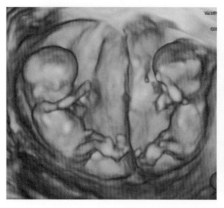
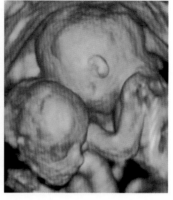

图7.18 双胎妊娠的3D表面模式成像

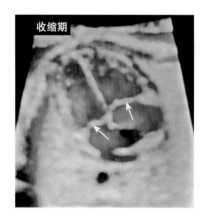
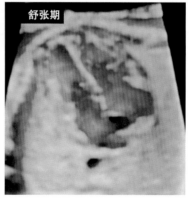

图7.19 胎儿心脏STIC容积数据,以表面模式观察心腔。该例左图为收缩期房室瓣关闭(箭头),右图为舒张期房室瓣开放

对于正常胎儿超声检查,表面模式很少应用于其他器官的成像,但是对于一些异常情况,特别是一些表面有液体的结构如腹水(图7.20)、十二指肠闭锁双泡征(图7.21左)、胸腔积液(图7.21右)、脑积水(图7.22)、巨大囊肿、肾囊肿和肾积水等,也可以应用表面模式进行三维成像。

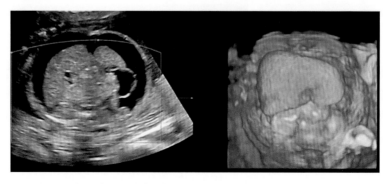

图7.20 腹水时采用三维表面模式观察肝脏和周边的肠管,注意"绿色投影线"置于腹水中

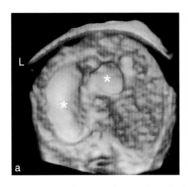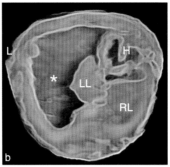

图 7.21 两例畸形胎儿的表面模式三维成像。图 a 为十二指肠闭锁胎儿的双泡征(＊)腹部横切面图像。图 b 为胸腔积液(＊)的胸部横切面图像。左肺(LL)和心脏(H)右移。RL:右肺,L:左侧

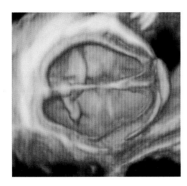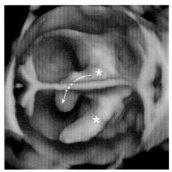

图 7.22 经阴道扫查采集的两例胎儿脑积水 3D 容积数据,表面模式显示扩张的侧脑室。右图显示重度脑室扩张,两侧脑室跨越脑中线相互沟通,悬浮状的脉络丛(＊)也跨过脑中线伸入到对侧脑室(箭头)

7.4　结论

　　建议检查者掌握表面模式成像的操作技能,因为这是 3D 胎儿成像中应用最广泛的模式。正常胎儿的体表观察逐渐成为完整的胎儿二维超声检查的重要组成部分。发现异常时,表面模式三维成像有助于快速概览异常,使患者和同行更容易理解。

8 最大模式

8.1 简介

最大模式主要用于胎儿骨骼等高回声结构的立体成像,在这种透明模式下,渲染框中所有高回声结构都被优先突出显示于屏幕上。在图8.1的上图中,显示的是胎儿面部表面模式成像,激活最大模式(下图)后,皮肤不再显示,只有源自面部骨骼的高回声信号被显示出来。图8.2为另一个示例。通常在单一的2D切面上无法全面观察颅骨、肋骨和其他有曲度的骨骼,最大模式透明成像的优势之一就是能够突出显示骨骼。

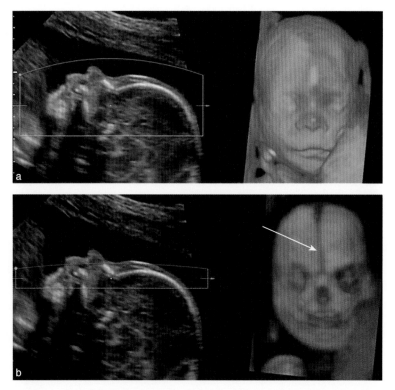

图8.1 面部3D图像,表面模式成像(a)和采用较薄渲染框的最大模式成像(b)。下图中可以看到眼眶、鼻骨、上颌、下颌等面部骨骼以及额缝(箭头)

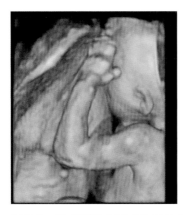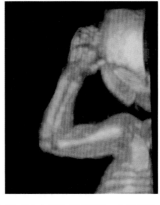

图 8.2 以表面模式(左图)和最大模式(右图)展示同一只手臂。为了获得最大模式成像效果,渲染框的尺寸范围控制在仅包括手臂,则手臂后方的结构不再显示

8.2 操作方法

在容积数据采集过程中,应注意采集足够大的容积以包含整个感兴趣区域。降低 2D 图像增益,提高对比度使骨骼看起来更"亮"而周围的组织看起来更"暗",这样的状态下采集的容积数据会获得比较好的成像效果。在妊娠早期,由于胎儿骨骼骨化低,3D 模式显示骨骼往往较困难;而在妊娠晚期,胎儿的皮肤回声增强,常常与来自骨结构的信息重叠。因此根据笔者的经验,最大模式最好在孕 15~25 周期间使用,可以清楚观察骨骼结构。

调整好 2D 图像的参数设置后,就要将三维采集框调整到足以包括感兴趣区域大小(图 8.3)。一般情况下,使用较扁的取样框,仅仅包含表浅骨骼和尽可能少的邻近组织或皮肤信

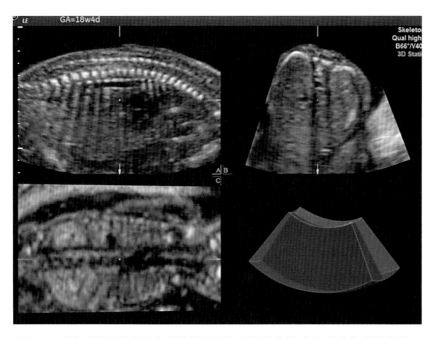

图 8.3 采集脊柱和肋骨的容积数据并以最大模式成像,但这里首先看到的是正交三平面显示模式。请注意图像很暗,但增强了对比度以便更好地突显骨骼

息(图8.4、图8.5)。3D容积数据的分辨力("低""中1"到"最大")取决于采集容积数据所需时间,如图8.6所示。最大模式不仅可以在采集静态3D和4D容积数据中应用(图8.6),还可用于VCI-Omniview模式中(图8.7、图8.8),在所有这些情况下推荐薄层容积厚度设置为15~20mm。一般情况下选择100%的"最大模式",但有时最大模式与表面模式的混合(80%:20%)且调高阈值可以获得更好的图像。

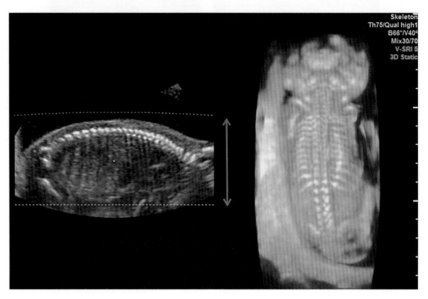

图8.4 本例的容积数据框较大(双箭头),取样框内的所有信息都会被进行三维运算,而我们只需要来自骨骼结构的信息。采用下图的方法,使用较薄的渲染框可以获得更好的效果

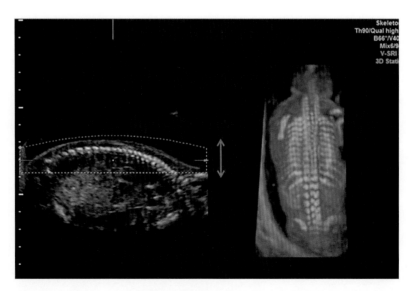

图8.5 与图8.4相反,渲染框变薄(双箭头),主要包括骨骼结构,此时3D图像具有更好的对比度,并且能显示出更多细节

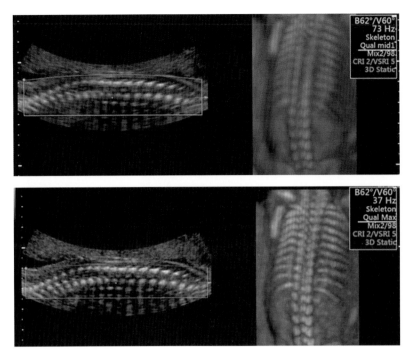

图 8.6 以两种不同分辨力的最大模式采集的脊柱 3D 容积数据。上图是采用"中 1"挡完成的容积数据采集,而下图则是采用"最大"挡完成容积数据采集的,从成像结果可以看出两者 3D 图像分辨力明显不同

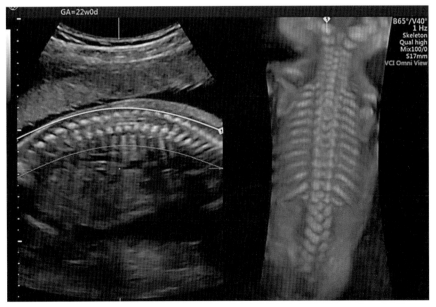

图 8.7 在 4D 检查过程中使用 VCI-Omniview 技术。对脊椎进行 2D 扫查时,沿着脊柱描绘 Omniview 取样线,容积对比成像的层厚是 17mm,并选择最大模式(见下图)

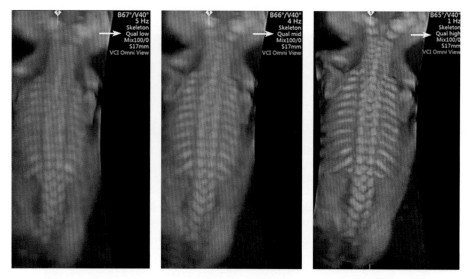

图8.8 VCI-Omniview 成像，如上图所解释的，分别以不同分辨力进行实时 4D 扫描。左图采用的是"低"分辨力设置，而中间图和右图分别采用的是"中""高"分辨力设置

一个有趣的工具是最大模式联合 VCI-A（参见第 4 章）的应用，最好使用矩阵探头进行 4D 扫查，设置 15～20mm 层厚的薄层容积，可清晰地观察骨骼（图 8.9～图 8.11）。

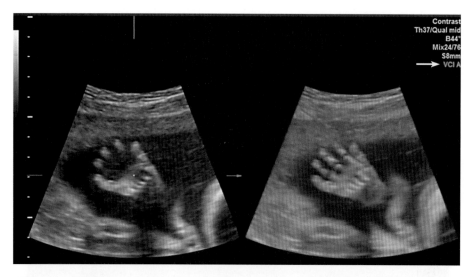

图8.9 A 平面容积对比成像（VCI），如箭头所示的 VCI-A 采集模式，所得到的是实时 4D 采集的薄层容积数据（层厚 8mm）图像，而非二维图像。该例同时激活最大模式，手掌和手指在二维切面上分开显示（左图），而在 VCI-A 薄层容积的图像中，两者可完整显示出来（右图）

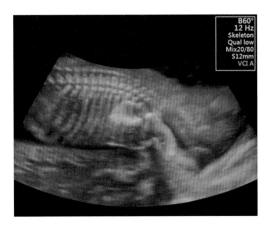

图 8.10　在最大模式下层厚 12mm 的脊椎和肩胛骨的 VCI-A 成像(参见图 8.9)

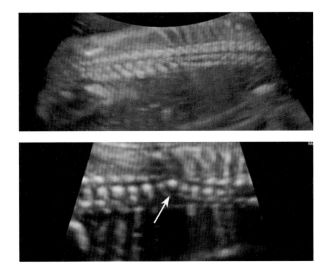

图 8.11　上图为正常胎儿脊柱的 VCI-A 成像,下图为胎儿半椎体(箭头)的 VCI-A 成像

8.3　最大模式的典型应用示例

下面简要介绍最大模式的临床应用方面的内容,关于胎儿骨骼和面部异常方面的应用内容将在第 17 章和第 18 章中介绍。

脊柱和肋骨:脊柱成像时,在胎儿背部采用较薄的 3D/4D 渲染框是最理想的,VCI-Omni-view 的取样线可以是直线或弧线,也可以采用 VCI-A 模式(图 8.4~图 8.8,图 8.10~图 8.13)。图 8.12 显示了 13 周、16 周和 21 周胎儿的肋骨,而图 8.13 显示了脊柱的背侧和侧面,从这个角度成像,很容易观察脊柱形状和椎体的对称性,这是展示脊柱裂、半椎体、脊柱后侧凸、肋骨数目及其他情况(图 8.14)的理想方式,另请参见第 17 章。

脸部的正面:在面部正面采集容积数据可以观察面部骨性结构,例如额骨及额缝、眼眶和鼻骨、上颌和下颌(图 8.15)。鼻骨缺失(图 8.16)、额缝异常、面裂、眼眶大小异常等是最

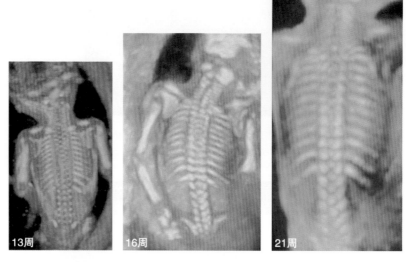

图 8.12 13 周（左图）、16 周（中间图）和 21 周（右图）胎儿的脊柱和肋骨图像。注意脊柱和肋骨的骨化度随孕周增加而增加

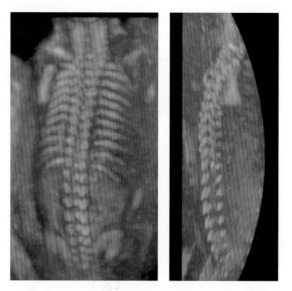

图 8.13 以最大模式从背部（左图）和侧面（右图）观察脊柱

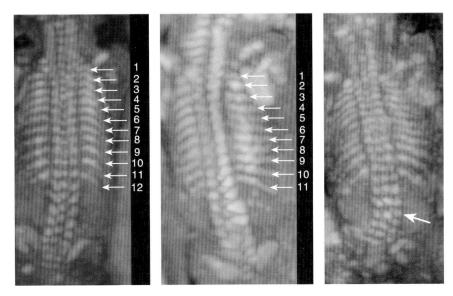

图 8.14 肋骨数目和椎体形态：左图中，可以数出典型的 12 对肋骨，但中间图胎儿仅有 11 对肋骨，右图为半椎体（箭头）伴脊柱侧弯

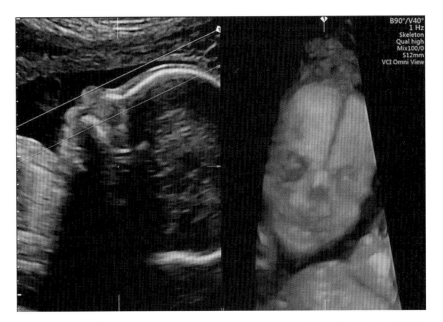

图 8.15 实时 4D 扫查时，可以直接将 VCI-Omniview 的取样线放置在面部进行最大模式成像。该例中，薄层容积的层厚为 12mm，可以展示出胎儿面部的细节，图像效果类似于图 8.1

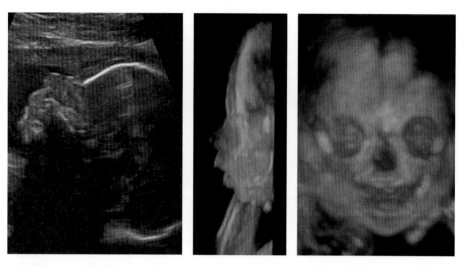

图 8. 16 以二维图像(左图)和 3D 最大模式成像从侧面(中间图)和正面(右图)展示胎儿鼻骨钙化不良

主要应用领域(参见第 18 章)。

颅骨和骨缝:最大模式是观察有弧度的颅骨及其骨缝和囟门的最理想模式(图 8.17)。这种方法也特别适用于评估骨缝增宽、颅缝早闭时的骨化异常。

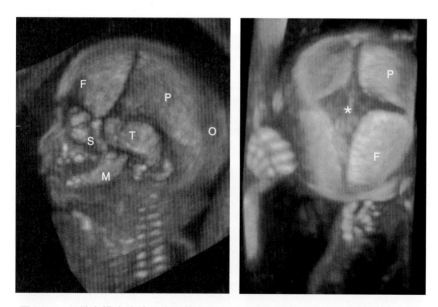

图 8. 17 以最大模式从胎儿头面侧方行三维成像(左图),颅骨可清晰显示,可以辨识出以下结构:额骨(F)、顶骨(P)、蝶骨(S)、颞骨(T)、枕骨(O)以及下颌骨(M)。右图:以最大模式从颅顶方向采集容积数据,前囟门(*)显示得很清楚

长骨和四肢:采用最大模式可以清楚地观察手臂和腿部的长骨和手足骨骼(图 8.18)。当长骨呈水平位与声束垂直时,3D 成像效果最理想(图 8.18)。长骨的比例、骨骼异常、足内翻和手脚其他异常等是主要的三维成像观察对象。

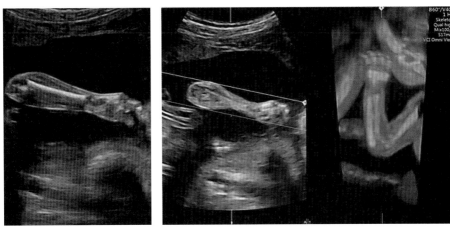

图 8.18 2D 图像上（左图）前臂呈水平位，这是进行 3D/4D（右图）检查时最理想的体位。该例采用 VCI-Omniview 联合最大模式成像，层厚为 12mm

8.4 结论

最大模式是展示胎儿不同骨骼结构的理想的 3D 工具，从胎儿脊柱和长骨的静态 3D 成像开始学习则容易掌握此方法。长骨呈水平位与声束垂直时可获得最好的成像效果。应用静态 3D 或 VCI-Omniview 成像时，要选取能包含感兴趣区域的尽可能薄的容积取样框。第 17 章将会更详细介绍一些骨骼异常 3D 成像。

9 最小模式

9.1 简介

一般来说,含液体的结构在超声图像上很容易识别,因为无回声区域与相邻的结构分界清晰。最小模式的优势在于能够凸显感兴趣区内低回声或无回声的结构信息。显示无回声器官结构的其他工具还有反转模式(参见第 10 章)和轮廓剪影模式(参见第 11 章)。

9.2 操作方法

在获取容积数据之前,注意要优化二维图像对比度,使液体看起来是"黑色",并且没有伪像和斑点噪声(图 9.1)。理想状态下,采集容积数据时要尽量避开声影,因为声影也将与液体一起以相同的方式被显示到图像上。对于以最小模式渲染的容积数据,检查者应该选择一个尽可能扁的取样框,能够包含感兴趣器官即可,而来自相邻组织的附加信息要尽量少(图 9.1~图 9.3)。取样框内尽量避免框入羊水,因其会产生大片黑色阴影(图 9.1)。换言之,渲染框的前后框线应该置于组织中而非羊水里(图 9.2)。

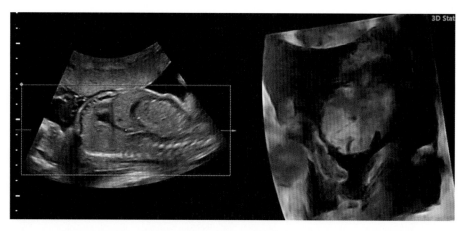

图 9.1 渲染框放置在胎儿腹部,激活最小模式。取样框很厚,包括了羊水,因此在最小模式下图像几乎呈黑色,没有可辨认的结构(比较图 9.2)

"最小模式"混合"X 线模式"(80%∶20% 的混合比例)通常可以获得较好的成像效果。但是应该调高"阈值",在某些情况下,调节对比度和增益的后处理可以改善图像质量。沿着竖直的 y 轴旋转图像通常能使感兴趣区获得更好的 3D 效果(图 9.4、图 9.5)。

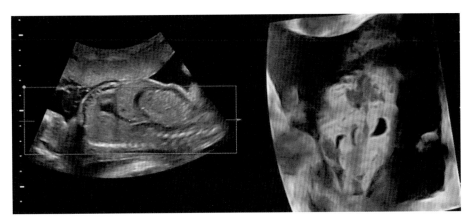

图9.2 将图9.1的渲染框变薄,在、取样框中仅存少量的羊水,此时胸腹轮廓显示较好(比较图9.3)

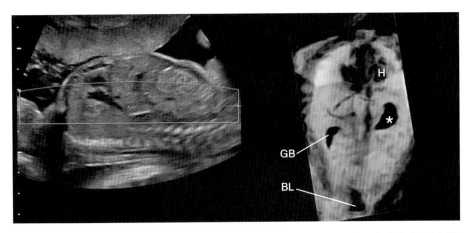

图9.3 将渲染框进一步缩窄变扁,此时最小模式可以显示渲染框内所包含的低回声器官,如心脏(H)、胃泡(*)、胆囊(GB)和膀胱(BL)等

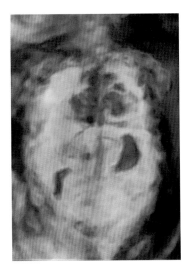 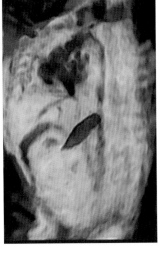

图9.4 以最小模式显示胸腹部的前后(左图)和侧面投影图(右图)。这两种位置的立体图像都可以很好地展示如胃泡、胆囊和心脏的位置和脐静脉等典型结构

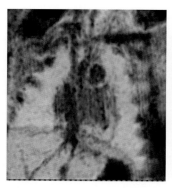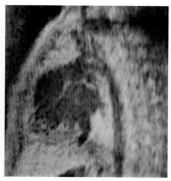

图9.5 以最小模式显示心脏、肺部和膈肌的前后和侧面投影图

9.3 最小模式的典型应用示例

正常胎儿中可以用最小模式显示的典型结构是:腹内的膀胱、胃、胆囊、脐静脉和门静脉系统(图9.1～图9.3),胸腔内的心脏和大血管(图9.4、图9.5),以及颅内脑室系统。由于一些胎儿异常往往与积液有关,因此不但可以采用最小模式(图9.6～图9.15)成像,还可以通过反转模式或轮廓剪影模式(参见第10章和第11章)很好地呈现出来。

腹部器官及血管:最小模式下,最容易使用的典型方法之一是经腹部和胸部的正面采集容积数据(图9.4、图9.5)。既可从正面也可从侧面获得胃泡、心脏、膈肌、脐静脉、胆囊、下腔静脉和降主动脉的3D图像。这种成像方法很容易对内脏位置进行定位,可以很好地识别内脏是反位还是异位(图9.6)。从胎儿侧面成像很容易将脐静脉发育不良的走行异常以及静脉导管走行变异与正常区分开来(图9.7)。应用最小模式可以很好地显示胃泡缺失或双泡征中扩张的胃泡(图9.8)。其他合并

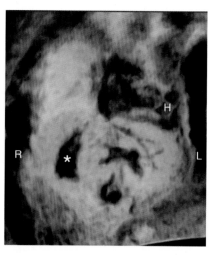

图9.6 与图9.4左图中的胎儿对比,本例胎儿有部分性内脏反位,3D最小模式显示胃泡(＊)在右侧(R)、心脏(H)在左侧(L)

积液增多的腹部异常还包括大的囊肿、肾积水伴或不伴输尿管扩张(图9.9、图9.10)、多囊性肾发育不良(图9.11)等。有腹水时便于表面模式的使用,如第19章所述。

胸腔内心脏和大血管:使用最小模式从正面采集胸腔容积数据,可以显示心脏及血管交叉的形状、两侧呈弱回声的肺脏和膈肌的黑色边界(图9.5)。侧面立体成像可以展示大血管交叉与主动脉弓(图9.4、图9.5)。在这种渲染模式下,可以清楚地观察和辨认肺囊肿、胸腔积液(图9.12)、膈疝的胃泡位置(图9.13)和其他异常。但是心内畸形却难以用这种模式显示,除非心脏大小或大血管走行异常(图9.14),通常这种情况下最好选用反转模式成像。

颅内脑室系统:含液体的脑室系统也可以用最小模式很好地展示出来(图9.15),但是在中、晚孕期,颅骨的声影使其应用受限,因此建议在囟门处采集三维容积数据。理想情况

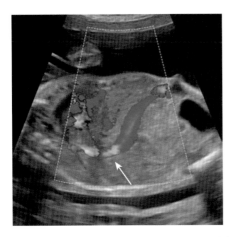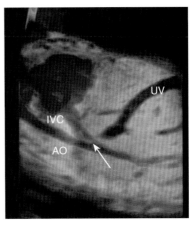

图9.7 采用二维彩色多普勒(左图)和最小模式三维成像(右图)显示异常走行的静脉导管(箭头)、脐静脉(UV)、主动脉(AO)和下腔静脉(IVC)

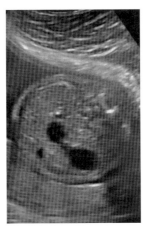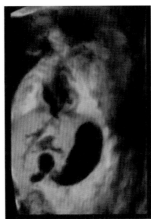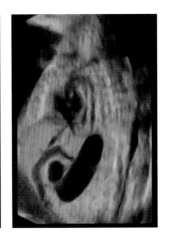

图9.8 如2D(左图)所示,用最小模式从冠状面(中间图)和侧面(右图)行三维成像显示十二指肠闭锁的双泡征

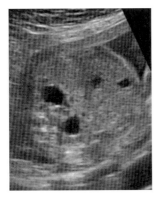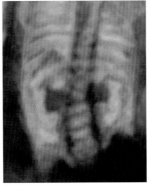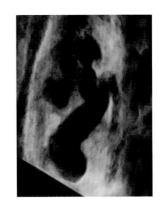

图9.9 胎儿双侧肾盂扩张的二维横切面图(左图)和冠状面上三维最小模式成像图(右图)

图9.10 严重肾积水伴巨输尿管和膀胱输尿管反流的最小模式三维成像

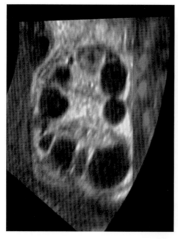
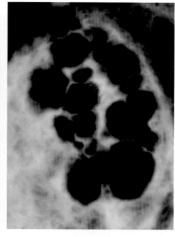

图 9.11　多囊性肾发育不良的二维图像（左图）和最小模式三维成像（右图），可见其内大小不同的多发囊肿

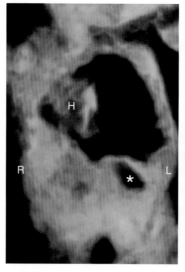
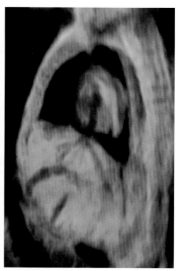

图 9.12　胎儿单侧胸腔积液的最小模式三维成像。左图为前后观，显示心脏（H）位置右移（R），胃泡（＊）在左侧（L）。右图为侧面观

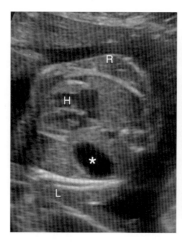
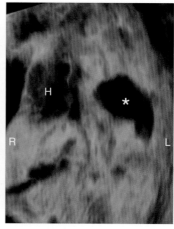

图 9.13　左图：胎儿先天性膈疝，胃泡（＊）在胸腔左侧（L）而心脏（H）向右侧（R）移位。右图：以最小模式前后位投影成像，显示胃泡位于胸腔心脏的左侧，与心脏在同一水平，参照图 9.4 中正常位于左侧的胃泡

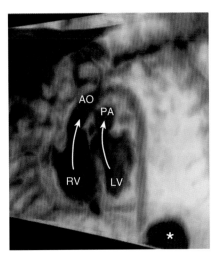

图 9.14 胎儿心脏完全性大动脉转位的最小模式 3D 成像,从侧面观显示起源于右室(RV)的主动脉(AO)与起源于左心室(LV)的肺动脉(PA)平行。胃泡(＊)位于腹部

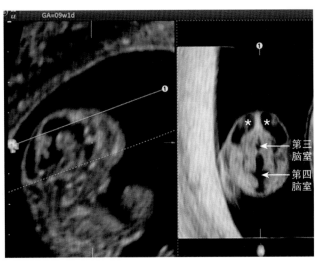

图 9.15 采用 Omniview 结合最小模式显示 9 周胎儿的脑室系统,双侧侧脑室和发育过程中的第三、第四脑室显示清晰

下,最小模式可应用于有积液的异常如脑室扩大、脑积水、全前脑、透明隔缺失等等。一个有趣的应用是在妊娠早期(图 9.15)甚至在妊娠 10 周前显示脑室系统,这个阶段的颅骨骨化较低,脑室内充满液体。最小模式和 X 线模式的组合可以获得合适对比度的图像,近年来这种方法已被透轮廓影模式所取代(参见第 11 章)。

9.4 结论

最小模式三维成像可用于凸显三维容积数据内的无回声结构,类似于放射学中的 X 线检查,可以清晰地观察和识别透声结构及其邻近器官,也可以很好地显示胎儿体内异常增加的液体。肾积水、胸腔积液、双泡征、囊性病变和脑积水都可以使用最小模式成像。有趣的是,在肺内或肾内的高回声病灶也因周边有低回声组织对比而被很好地凸显出来。好的成像效果需要满足两个条件:一方面要避免在采集过程中骨骼声影的影响,另一方面是使用较窄的渲染框,目的是避开羊水的干扰。但近年来已经很少单独使用最小模式,一般都首选其他透明模式成像。

10 反转模式

10.1 简介

第9章阐述了最小模式成像的原理和临床应用。而从另一方面，反转模式渲染成像实际上是把信息的颜色反转（类似于负片/正片），从而把低回声结构显示为高回声的实性结构，把周围大部分组织显示为黑色。所获图像类似于感兴趣结构的3D数字模型，与最小模式相比，其空间纵深感更好。相对于最小模式，魔术剪（参见第3章）可应用于反转模式容积数据，去掉感兴趣区域周围的伪像。

10.2 操作方法

与最小模式相似，采集容积数据时应尽可能避开声影，因为声影将被作为高回声信息显示在反转模式上。在采集容积数据之前，应增加2D图像的对比度，使其具有清晰的黑/灰识别能力和更好的边界识别能力。反转模式的容积数据深度应包括需要观察的完整区域。

在获取容积数据并选择反转模式之后，3D立体图像以反转模式显示，刚开始图像变暗，一些结构不会显示（图10.1）。调整渲染框至大小涵盖感兴趣区域，调高"阈值"水平（70或更高），直至反转的结构在屏幕上出现（图10.2）。在某些超声系统中，反转模式默认是以"亮度"（light）模式显示，笔者更喜欢使用"梯度亮度"（gradient light）或HD-live模式，它可以很好地与表面模式相结合。可以运用魔术剪去除周围多余的伪像（参见第3章，图10.3），旋转"增益"和"阈值"按钮改善图像效果。图10.1~图10.3展示了反转模式成像的操作步骤。

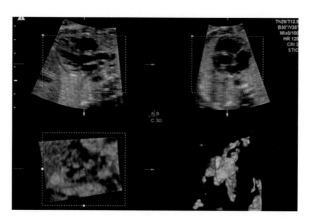

图10.1 反转模式显示胎儿心脏STIC容积数据的主要步骤。渲染框放置在心脏上方，激活反转模式后选择梯度亮度模式（图10.2待续）

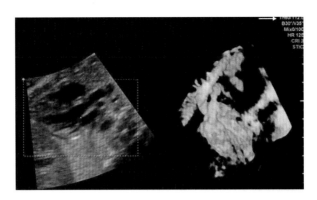

图 10.2 第二步,增加阈值水平,例如从 30 增加至 60 (箭头),然后适当调整增益,使目标结构的解剖细节显示出来(图 10.3 待续)

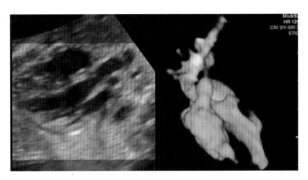

图 10.3 第三步,使用魔术剪去除来自肋骨声影和其他干扰结构的伪像,最后再次调整阈值和增益至图像满意

反转模式可应用于三维和四维容积数据。近年来电子矩阵探头的出现,使得反转模式也可以与 VCI-A 实时扫查相结合(参见第 4 章,图 10.4),在这种模式下,容积数据以反转模式显示,容积数据厚度从 1mm 到 20mm 可选。所有的无回声结构,如心脏、大血管、胃泡等都可以在实时扫查模式下显示。图 10.4 展示了一个很好的例子,第 20 章将简单介绍这一方法。

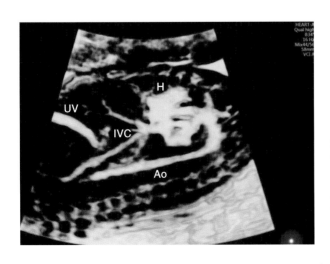

图 10.4 使用电子容积探头行 4D 检查,在腹部纵切面采用反转模式联合 VCI-A 模式成像。选择 VCI-A 的层厚为 8mm 时,在反转模式下可同时突出显示主动脉(AO)、下腔静脉(IVC)、脐静脉(UV)和心脏的投影图像

10.3　反转模式的典型应用示例

反转模式和最小模式在应用方面有许多相似之处,用于感兴趣区域和器官的成像方法建议参考第9章。

胸部和腹部:在反转模式下,胸、腹部正常和异常的低回声结构都可以被显示出来。典型的结构包括胃泡(图 10.5)、膀胱、胆囊(图 10.6)和胸腹部的各种血管(图 10.4、图 10.7)。

脑室系统:含液体的脑室系统可以用反转模式来显示,特别是在早孕胚胎时期(图 10.8)。反转模式的主要局限性之一是不能显示周围结构。但是反转模式已被用于临床研究胚胎的脑部发育,尤其是孕 8 ~ 13 周的脑室系统(图 10.8),以及鉴别前脑无裂畸形等异常。在晚孕期,反转模式可被用于显示积液的病灶,如脑室扩张,此时最好使用经阴道容积探头扫查采集容积数据(图 10.9、图 10.10)。

泌尿系统:与积液相关的肾脏异常可以用反转模式清楚地显示和识别。典型的例子是多囊性肾发育不良(图 10.11)、肾积水(图 10.12、图 10.13)、巨膀胱等。图 10.10 ~ 图 10.13 为一些示例。

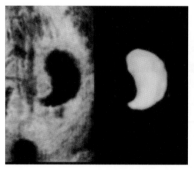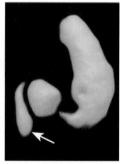

图 10.5　正常胎儿的胃泡最小模式成像(左图)和反转模式成像(中间图)。与之相比,右图为典型的十二指肠闭锁双泡征的胃泡,胆囊(箭头)也同时显示

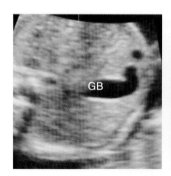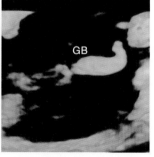

图 10.6　腹部横切面胆囊(GB)的最小模式(左图)和反转模式(右图)成像

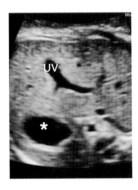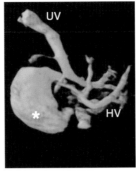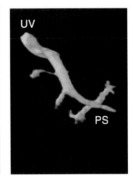

图 10.7　左图:33 周胎儿腹部横切面的 3D 容积数据,可见胃泡(＊)、肝脏、脐静脉(UV)和肝血管。中间图:反转模式显示显示胃泡(＊)、肝静脉(HV)、脐静脉(UV)及门脉系统。右图:胃泡和肝静脉被魔术剪移除,因此可以显示出脐静脉与门静脉窦(PS)的连接

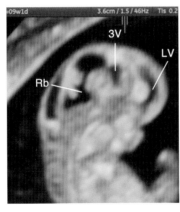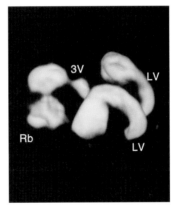

图 10.8　9 周胚胎颅内脑室系统最小模式(左图)和反转模式(右图)成像,可见侧脑室(LV)、菱脑(Rb)及第三脑室(3V)

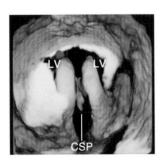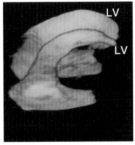

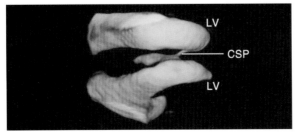

图 10.9　30 周胎儿脑室扩张,经阴道扫查获取的 3D 容积数据,以反转模式成像。脑室系统与其他相邻的信息一起显示,这些信息主要是声影(左上图)的结果。使用魔术剪去除声影伪像后,只显示双侧的侧脑室(LV)和它们之间的透明隔腔(CSP),可从侧面(右上图)或从颅顶观察(下图)

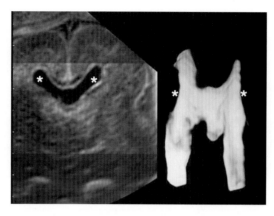

图 10.10 对经阴道扫查获取的 3D 容积数据采用反转模式显示 20 周胎儿透明隔发育不全的脑室系统。左图:二维图像显示由于缺乏透明隔,两侧脑室前角(＊)相通。右图:经过反转模式成像和魔术剪操作后,从颅顶可清晰观察到双侧脑室沿中线相连,与图 10.9 的下图相比较

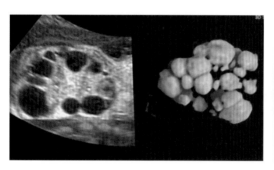 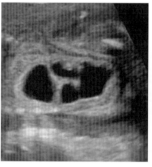

图 10.11 多囊性肾发育不良的 2D 图像(左图)和反转模式图像(右图)。二维图像可以清晰显示单一囊肿,三维反转模式联合 HD-live 成像则可以显示囊肿的空间关系

图 10.12 胎儿膀胱输尿管反流的肾盂积水 2D 图像(左图)和反转模式图像(右图),扩张的肾盂(＊)、肾盏和输尿管(U)清晰可辨

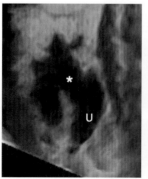 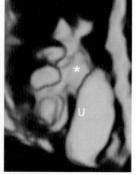

图 10.13 胎儿膀胱输尿管反流的肾盂积水 2D 图像(左图),反转模式(右图)显示了扩张的输尿管(U)、肾盂(＊)和肾盏的立体图像

心脏和大血管：反转模式的主要应用领域之一是心脏及其邻近血管，可以清楚地显示其空间方位（图 10.1～图 10.3）。反转模式可用于静态 3D 和 STIC（图 10.14）成像中，或与 VCI-A 组合来显示正常和异常心脏大血管（图 10.3、图 10.4、图 10.14～图 10.16）。使用对比度良好的容积数据，可以从前面显示心房、心室和大血管交叉。反转模式可以与表面平滑模式、梯度亮度模式或 HD-live 模式联合使用。

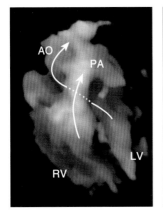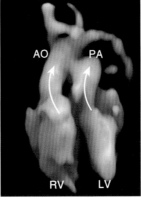

图 10.14　两个不同胎儿心脏的 STIC 容积数据的反转模式成像。左图：正常心脏，可见右室（RV）和左室（LV）和正常的主动脉（AO）和肺动脉（PA）交叉。右图，大动脉转位，可见平行走行的 AO 和 PA

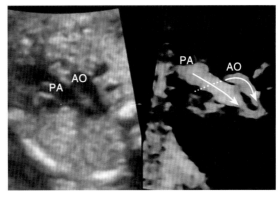

图 10.15　经胸横切面大血管水平扫查获取的 4D 容积数据（应用电子矩阵探头），采用 VCI-A 结合反转模式成像。此投影图中大动脉的交叉清晰可辨。AO：主动脉，PA：肺动脉

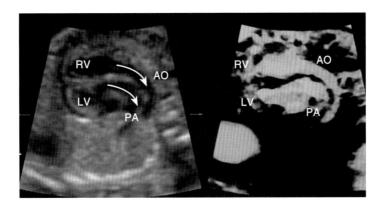

图 10.16　经胸大血管水平斜横切面扫查获取的 4D 成像，VCI-A 结合反转模式显示（电子矩阵探头）。通过该成像技术，大动脉转位平行发出的大血管很容易辨别。AO：主动脉，LV：左心室，PA：肺动脉，RV：右心室

10.4 结论

胎儿体内的液性病灶，如果与周围结构分界清晰，又没有骨骼声影的遮挡，是使用反转模式成像的最佳指征。该图像类似于数字模型，可以通过改变光的方向来优化。要获得一个好的图像，前提是在采集前优化 2D 图像的对比度，同时采用适当的阈值和增益。通常还需要用魔术剪裁掉额外的伪像信息。

11　轮廓剪影工具

11.1　简介

在使用 3D 渲染框对 3D 容积数据进行渲染时,通常可以选择表面模式、透明模式或两种模式的混合。2014 年开发的新软件(参见第 7 章)可以显示容积数据中结构的轮廓(图 11.1),这个功能称为轮廓剪影(silhouette),实际上这个软件只能与 HD-live 模式结合使用。轮廓剪影的强度可以逐渐增加(目前是 0～100),可以通过调整透明度和增益这两个参数优化图像。本章将分享笔者在第一次使用该功能时的经验,相信至今这种新方法的应用潜能尚未得到充分挖掘。

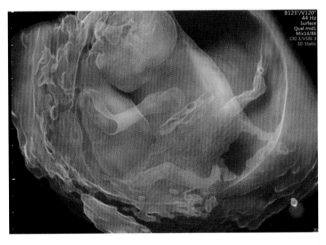

图 11.1　12 周胎儿经阴道 3D 容积图像,使用了 HD-live 模式和轮廓剪影功能。胎儿前方胎盘仅一部分用魔术剪去除,但轮廓剪影功能使部分胎盘呈现透明效果,轮廓剪影的透视级别为 50

11.2　操作方法

使用轮廓剪影功能的预设条件是激活 HD-live 模式。实际效果取决于渲染框内容积数据的大小和容积信息量的多少。检查者可以根据所需观察结构的回声特征选择轮廓剪影的透视级别。轮廓剪影图像的强度范围可调,从具有蜡像效果的表面平滑模式(级别 0～10)(图 11.2)到几乎完全透明只显示轮廓的模式(级别 60～100)(图 11.3)。实际上轮廓剪影功能在突显渲染框内无回声结构的轮廓方面最为有效。在早孕期应用轮廓剪影工具可以完整展现胎儿和胚胎(图 11.1、图 11.3、图 11.4),使用这个功能,可以很好地突出显示胎儿体内积水性异常如颈项透明层增厚(图 11.5)或囊性结构,以及其他异常。

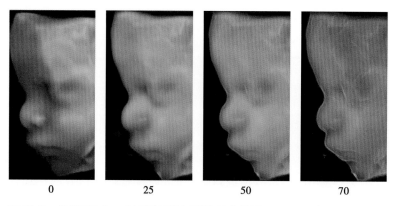

0　　　　　　25　　　　　　50　　　　　　70

图 11.2 使用 HD-live 和不同透视级别的轮廓剪影工具显示胎儿侧脸轮廓。最左边的图像没有轮廓剪影效果（0），然后将轮廓剪影的强度级别从 25 增加到 50 和 70。注意除了蜡样和光泽效果外，图像的透明度和平滑度也越来越高

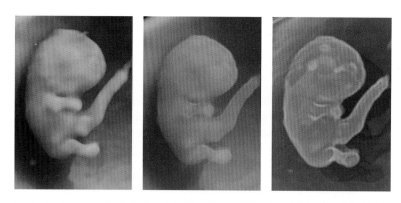

图 11.3 8 周胚胎三维成像。左图没有轮廓剪影效果，中间图有平滑的轮廓剪影效果（40 级），轮廓显示较好，右图的轮廓剪影透视级别很高，几乎透明（80 级）。在最右边图的胚胎中，脑室开始显示出来

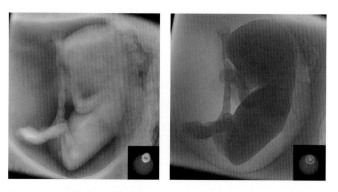

图 11.4 12 周胎儿轮廓剪影成像，不同的光源位置带来的不同效果。左图光源来自容积数据的前方，右图光源来自容积数据的后方

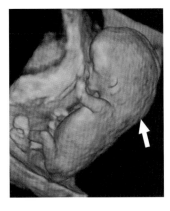
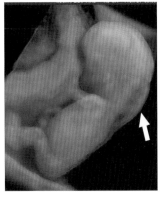

图11.5 11周胎儿颈项透明层增厚。左图为表面模式,颈部增厚区域轻微凸起(箭头)。右图使用了轮廓剪影功能,增厚颈部的积液清晰可见(箭头)

应用魔术剪便于对轮廓剪影图像进行修饰,有两种方式,其一,首先使用HD-live优化图像(例如早孕期的胎儿或中孕期胎儿的脸部),然后用魔术剪删除不需要的信息,接着用轮廓剪影功能来突出轮廓,使感兴趣区域前方的结构更加透明(图11.3、图11.5)。其二,首先在原始容积数据上启动轮廓剪影工具(例如早孕期)(图11.6),然后提高透视级别直到仅显示结构的轮廓(图11.6b),此时多余的结构与相邻组织易于区分,使用魔术剪很容易将其删除(图11.6c),最后,降低轮廓剪影的透视级别来优化图像(图11.6d)。图11.6举例说明了此方法的操作步骤。

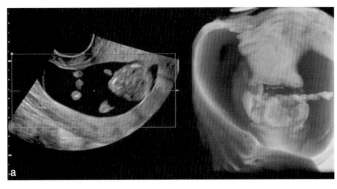
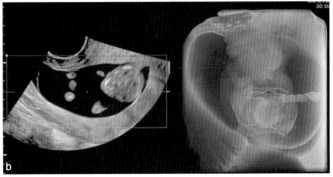

图11.6 12周胎儿,使用轮廓剪影功能和魔术剪优化图像的步骤。图a为经阴道扫查采集较大的容积数据后,激活HD-live。图b为轮廓剪影透视级别调高到最大值(100),直至显示胎儿及周围结构的轮廓

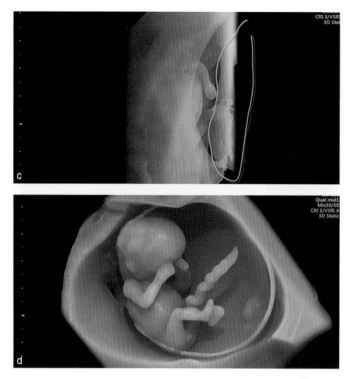

图 11.6(续) 图 c 显示激活魔术剪,旋转容积图像,识别要去除的结构并裁除。图 d 显示容积数据旋转回第一步的位置,轮廓剪影透视级别调低(到 20),调整光源位置

显著提高轮廓剪影图像质量的重要步骤之一,是改变光源的位置(图 11.6d)(参见第 3 章)。在图像的右下角有显示光源位置的图标,操作者可将光源置于容积图像的侧面、上面、甚至后面,可产生不同的光影效果。

11.3 轮廓剪影的典型应用示例

笔者最初的应用经验中,对某些病例应用轮廓剪影功能取得了良好的效果,如下所示。因此希望更多人探索轮廓剪影功能的新的应用领域。

早期妊娠:从显示 5mm 长的胚胎到 14 周的胎儿,轮廓剪影功能可应用于整个早孕期,获得令人印象深刻的图像(图 11.1,图 11.3 ~ 图 11.8),但其前提是 3D 容积数据的质量要高,通常需要通过经阴道三维探头扫查采集。理想状态下,容积数据越大越好,能更好地显示

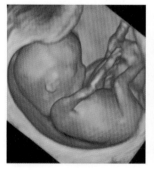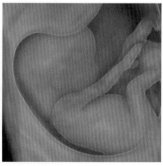

图 11.7 13 周胎儿,应用常规的表面模式成像(左图)和 HD-live 结合低透视级别(15 级)的轮廓剪影成像,胎儿显示轻微的透明感(肋骨显示),但是颅内脑室和胎儿体内或后面的信息没有显示出来

胚胎/胎儿及其周围的区域。羊膜腔也可以很容易地用这个功能来观察,有助于多胎妊娠的鉴别。在这段时间内轮廓剪影功能还可以很好地显示颅内结构。

身体轮廓:使用轮廓剪影功能可以使胎体轮廓变得柔和平滑。在早、中、晚孕期,轮廓剪影功能使脸部呈现柔和的"面纱"感(图 11.2、图 11.9)。因此,轮廓剪影功能在显示累及到体表轮廓的异常时非常有用,如脊髓脊膜膨出(图 11.10)、脐膨出、腹裂、唇腭裂(图 11.11)或颈项透明层增厚(图 11.5)等。骨性结构如脊柱和肋骨在增加阈值后也可以使用轮廓剪影成像(图 11.12)。

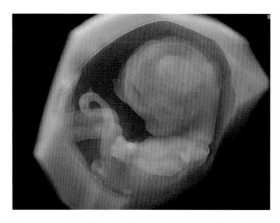

图 11.8 染色体三倍体胎儿,可见胸廓狭窄,头部和腹部不成比例。应用轮廓剪影使身体轮廓和一些脑内细节可见

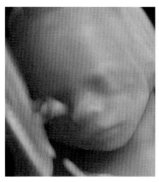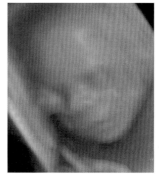

图 11.9 胎儿脸部成像,左图是单纯 HD-live 表面模式,右图是在此基础上增加了低级别的轮廓剪影效果,使皮肤看起来如蜡像一般

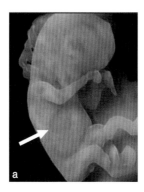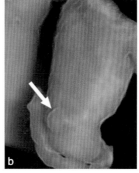

图 11.10 早孕期两个异常的胎儿。图 a 显示 11 周胎儿肝内囊肿(箭头),轮廓剪影的透视效果明显;图 b 显示胎儿脊髓脊膜膨出(箭头),与邻近结构如脐带分界清晰

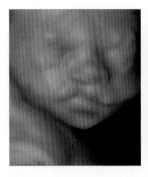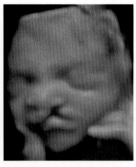

图 11.11　使用 HD-live 结合轮廓剪影功能显示两个 22 周胎儿面裂。左图为唇裂,右图为唇腭裂。调整光源的位置可以更好地突显异常

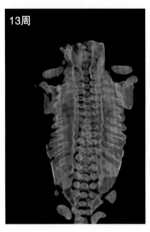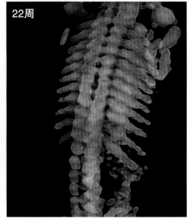

图 11.12　应用 HD-live 显示 13 周和 22 周胎儿的脊柱和肋骨,调高阈值并采用了轮廓剪影功能

胎儿心脏:轮廓剪影工具也可以应用于心脏 STIC 容积数据,能够很好地展示心肌、瓣膜和乳头肌的轮廓(图 11.13a),突出显示心腔和大血管的异常。图 11.13b 为一例胎儿心脏横纹肌瘤,肿瘤和邻近的结构分界清晰。轮廓剪影也可以结合 HD-live 彩色多普勒血流成像(参见第 12 章玻璃体模式成像),使图像中灰度信息平滑。最近技术改进使得彩色多普勒信息也可获得良好的平滑效果。

脑室系统和胎体内其他低回声结构:轮廓剪影是理想的显示无回声结构的工具,可用于观察颅内脑室系统(图 11.14),很好地显示胚胎颅内脑室系统的空间关系,因此时颅骨尚未骨化,参见图 11.15 和图 11.16。在此后的妊娠期,经囟门扫查采集容积数据,可以清晰显示和辨别脑室扩张(图 11.17)或前脑无裂畸形。胎儿体内其他无回声结构,如正常或异常的胃泡、多囊肾(图 11.10a)、严重的肾积水以及其他积液结构,都可以作为感兴趣区域应用该功能展示,感兴趣区域的设定类同于第 9 章和第 10 章中介绍的最小模式和反转模式。

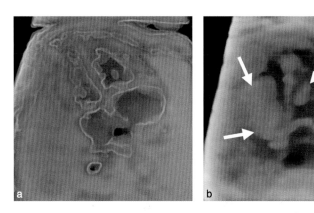

图 11.13 图 a 为应用轮廓剪影工具显示 22 周胎儿心脏四腔心，与图 b 的
胎儿心脏横纹肌瘤（箭头）相比较

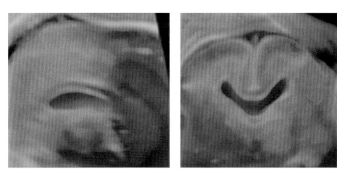

图 11.14 胎儿透明隔缺如。左图显示矢状切面胼胝体，右图冠状
面显示典型的侧脑室前角在中线处融合、透明隔缺失

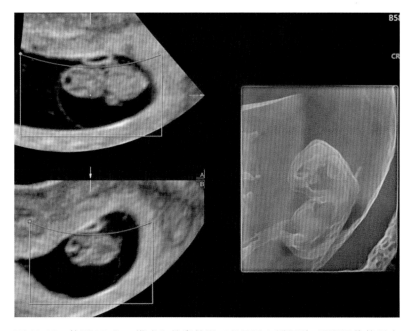

图 11.15 使用 HD-live 模式和轮廓剪影工具显示 8 周胚胎，透明图像使颅内
脑室结构可见（见下图）

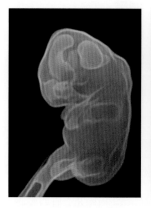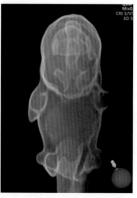

图 11.16 高透视级别的轮廓剪影功能显示 8 周胚胎的侧面观(左图)和正面观(右图),请注意脑室壁清晰可见

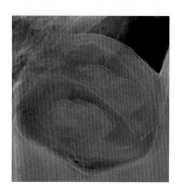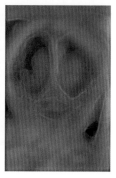

图 11.17 14 周和 17 周胎儿的脑室扩张。经前囟成像,同时激活轮廓剪影功能。请注意具有轮廓剪影效果的扩张的脑室及其内脉络丛清晰可见

11.4 结论

新近推出的轮廓剪影功能可获得几近艺术效果的图像,且随着应用经验的增加,对临床有望提供有益的帮助。轮廓剪影功能应用于妊娠早期,可快速获得胚胎和胎儿位置和形状的概览。采用这个成像工具,胎儿体表结构可以平滑地显示出来,但其真正的用处在于显示容积数据内部的低回声结构。与反转模式相反,使用轮廓剪影时周围的结构亦可显示。轮廓剪影工具的应用前景之一是有助于观察早期妊娠胚胎脑室系统,随着这一新功能被常规使用,其应用价值将会得到进一步证实。

12 玻璃体模式和高分辨仿真血流成像

12.1 简介

众所周知,胎儿彩色多普勒超声不仅用于检查心脏,还用于评估正常和异常胎儿的各类器官。血管走行一般都具有立体特征,3D超声重建可以显示血管的空间走行和分支。血管的3D重建可以用不同的模式,如反转模式或最小模式,但这些模式只能显示血管的管腔。小的血管只有通过彩色多普勒、能量多普勒或HD-flow检测其血流才能显示出来。本章中这三种血流多普勒形式统一称为彩色多普勒。彩色多普勒结合静态3D、4D或STIC的容积数据可以采用3D玻璃体模式进行三维成像。这种模式既可以把血流单独显示为3D彩色血流图像,也可以与周围的结构一起显示为玻璃体模式图像(图12.1、图12.2)。

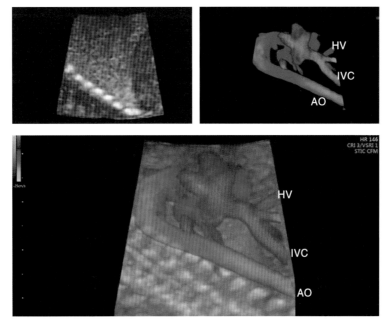

图12.1 彩色血流的STIC或静态3D容积数据显示胸腹部血管。对于3D立体图像,操作者可以选择不同的显示内容:只显示灰度信息(左上图),只显示彩色血流信息(右上图),或两者混合作为玻璃体模式显示(下图)。HV:肝静脉,IVC:下腔静脉,AO:主动脉

123

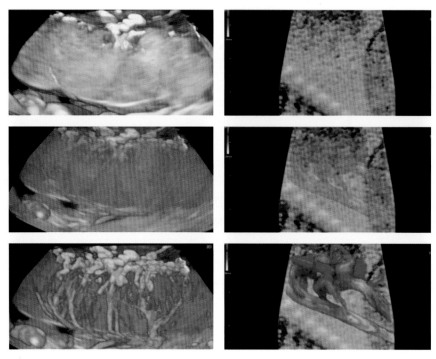

图 12.2　具有不同透明度的 3D 玻璃体模式:操作者可以选择灰度信息和彩色血流信息之间的混合比例优化图像。左列图像是胎盘图例,右列图像是胸腹血管图例。最上面的图像灰度和颜色的混合比例是 100%:0,中间图的混合比例是 50%:50%。最好的显示效果是彩色血流选择表面模式、灰度和彩色的混合比例为 10%:90%(最下面一组图片)。(译者注:彩色血流 3D 跟灰度 3D 一样有不同的渲染模式,如表面模式、最大模式等)

12.2　操作方法

在采集容积数据之前,应优化颜色血流图像,以改善心脏或感兴趣区域内血流的显示。对于采集静态 3D 容积数据,帧频和彩色余辉都应保持在较高的水平。在 2D 中每秒显示的图像越多,3D 容积数据所采集到的彩色信息就越多。如果高脉动血流的彩色余辉太低,那么容积数据中就会有许多帧图像丢失彩色信息,这样重建的血管三维图像上会出现血管中断,但 STIC 容积数据是例外,脉动是必要的条件。

在采集容积数据之前,建议先进行预扫查,确认感兴趣区内所有的血管都能显示,并且都能被包括在采集的容积数据之内。容积采集质量设为中等,使用静态 3D 或 STIC 采集模式。也可以应用彩色血流的实时 4D 模式采集容积数据(并非所有容积探头支持该模式),但因分辨力不足使其有一定的局限性。

获取容积数据之后,操作者可选择仅显示灰度容积成像、仅显示彩色容积成像或者选择两种模式混合的玻璃体模式成像(图 12.1)。为了使玻璃体模式图像显示得更好,需使用合适的混合比例,操作步骤如图 12.2 所示。为了突出彩色血流信息,可以利用魔术剪选择性地去除感兴趣区前面或周围的灰度结构(图 12.3 ~ 图 12.8)。需强调的是,在玻璃体模式中,魔术剪为优化图像提供了辅助功能,包括可以分别去除多余的灰度或彩色信息,或两者同时去除(图 12.3)。体验这些功能的最佳方法是采集脐带的玻璃体 3D 容积数据,尝试不同的魔术剪功能。图 12.3 ~ 图 12.10 通过脐带的图例说明如何使用魔术剪来编辑和选择性删除信息,来自于小血管的微小信号也可以利用魔术剪选择性删除。

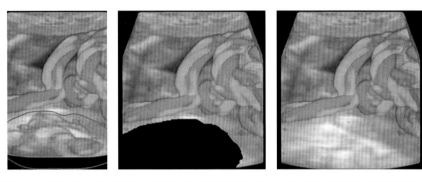

图 12.3 使用魔术剪处理 3D 玻璃体模式的容积数据。可选择同时擦去灰度和彩色血流信息(中间图)、只删除灰度信息或只删除彩色血流信息(右图)等不同的魔术剪功能

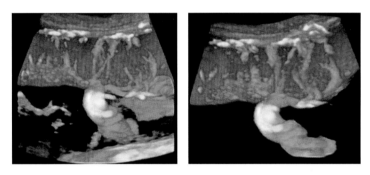

图 12.4 胎盘脐带插入点的 3D 玻璃体模式(左图)和魔术剪处理后的结果(右图)

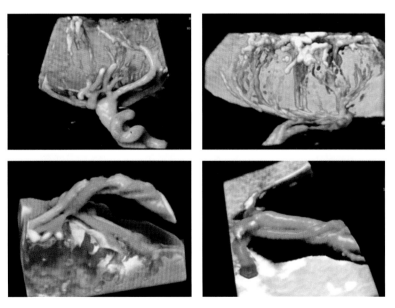

图 12.5 3D 玻璃体模式显示胎盘脐带插入点。前壁胎盘(上图),后壁胎盘(左下图),双叶胎盘脐带帆状附着(右下图)

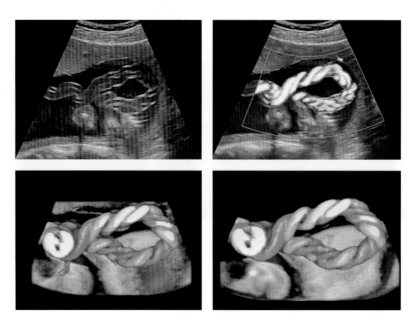

图 12.6　左上图:脐带盘绕的灰阶图。右上图:脐带盘绕的高分辨力血流图。左下图:采集的静态 3D 容积图像。右下图:魔术剪处理后的容积图像

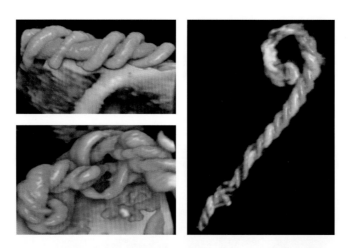

图 12.7　3D 玻璃体模式显示三条不同的脐带

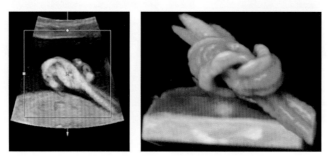

图 12.8　彩色血流二维图可疑脐带假结或真结(左图)。3D 玻璃体模式(右图)成像显示其空间关系,清晰分辨出脐带真结

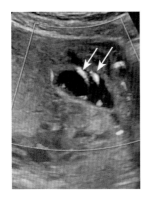
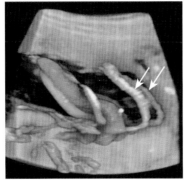

图 12.9 左图:子宫下段彩色血流显示宫颈内口可见游离的血管(箭头),疑似血管前置。右图:3D 玻璃体模式可以辨别出脐带帆状插入,血管跨过宫颈内口

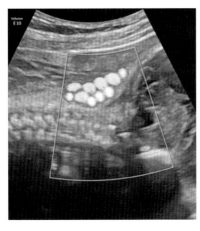
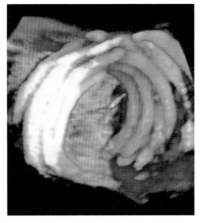

图 12.10 单脐动脉胎儿,脐带绕颈 5 圈的 HD-flow 二维图(左图)和 3D 玻璃体模式图(右图)

12.3　玻璃体模式结合高分辨仿真血流功能

最近发布的新软件加入了动态光源,已在第 2 章介绍,光源可以与玻璃体模式结合使用,此功能即高分辨仿真血流(HD-live flow)模式,可以增强血管走行的空间和深度效果。图 12.11

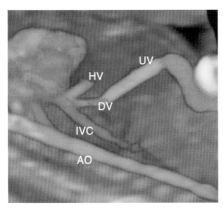
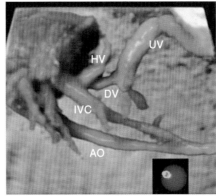

图 12.11 玻璃体模式显示腹部血管的纵向观,静脉导管(DV)、下腔静脉(IVC)和肝静脉(HV)汇集于膈下前庭水平。左图是常规的表面血流模式图像,右图为另一胎儿使用了 HD-live flow 结合光源(图像底部标示)的同一切面图像。AO:主动脉,UV:脐静脉

为两个胎儿分别使用传统的玻璃体模式和 HD-live flow 模式成像的对比。本章许多图都是应用这一新的工具展示。

12.4 玻璃体模式的典型应用示例

脐带和胎盘血管：由于不受胎动影响，胎盘和脐带血管的容积数据通常很容易获取（图12.1 ~ 图12.10），是学习这项技术时理想的检查血管。从临床角度来看，玻璃体模式有利于观察脐带的起始和走行异常，包括脐带帆状附着（图12.5）、前置血管（图12.9）、脐带打结（图12.8）和脐带绕颈（图12.10）等。

肝脏和腹部的血管：无论是腹部纵切面（图12.11 ~ 图12.13）或横切面（图12.14），腹部的肝静脉、下腔静脉和降主动脉都可以得到很好的显示。从临床的角度，这种方法有益于判断可疑静脉导管发育不全或走行异常（图12.12）、下腔静脉中断并奇静脉异常连接（图12.13）

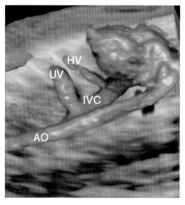
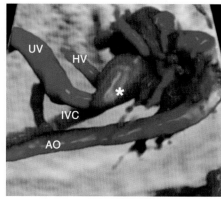

图 12.12 3D 玻璃体模式结合 HD-live flow 模式显示胎儿静脉导管缺如（左图），脐静脉（UV）直接汇入下腔静脉（IVC）。右图：静脉导管在下腔静脉的左侧走行，连接于一条非典型的静脉（＊）。AO：主动脉，HV：肝静脉。可与图12.11 的正常静脉导管相比较

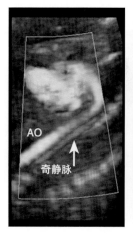
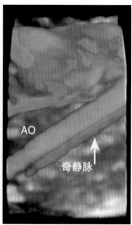
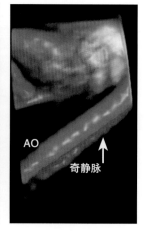

图 12.13 二维彩色血流（左图）、3D 玻璃体模式结合表面血流模式（中间图）和3D 彩色模式结合 HD-live flow 模式（右图）显示胎儿下腔静脉离断并奇静脉连接。主动脉（AO）和奇静脉并行但血流方向相反

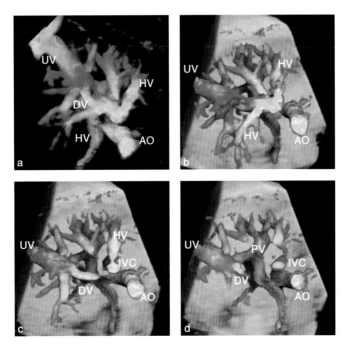

图 12.14　从头侧向下显示腹部横切面的肝脏血管彩色多普勒血流。图 a 为常规 3D 玻璃体模式,图 b 为玻璃体模式结合新的 HD-live flow 模式。图 a 显示多个血管的立体走行,而图 b 图像效果更好,血管与周围感兴趣区域分界清晰、纵深效果明显。从图 b 平面平移到图 c 和图 d 平面,分别显示肝静脉(HV)和不同区域的门脉系统。DV:静脉导管,UV:脐静脉,PV:门静脉,IVC:下腔静脉,AO:主动脉

以及其他罕见、不典型的血管走行异常。判断与静脉导管相关的异常,检查者需重点观察门脉系统,用彩色血流 3D 模式,从胎儿头侧开始向下扫查采集,可以获得很好的图像(图 12.14)。

心脏和大血管:玻璃体模式应用于胎儿三维超声心动图领域积累了最多的经验(图 12.15、图 12.16)(参见第 20 章),但很少用于观察室间隔缺损或心室发育不良这类心腔异常,而多用于累及大血管的异常(图 12.15、图 12.16)。可以用 3D 玻璃体模式来展示血管的大小、血流方向、空间排列或走行的不同。完全性大动脉转位(图 12.16b)、右位或双主动脉弓、左心发育不良综合征、主动脉缩窄等这些典型的异常可获得良好的 3D 图像,根据这些 3D 图像很容易将其与正常相鉴别。最好的成像显示方向通常是从头侧向下往纵隔俯视,或从心脏左上方观察。

颅内血管:玻璃体模式可以很好地显示胎儿颅内动脉和静脉,理想的切面是正中矢状切面,除胼周动脉外,颅内静脉、直窦和上矢状窦也可以显示(图 12.17)。临床上常见的异常,例如完全或部分性胼胝体发育不全时大脑前动脉异常、盖伦动脉瘤畸形的血管异常等,应用此项技术可以很好地显示出来(参见第 16 章)。无论是研究静脉发育与脑皮质成熟之间的关系,还是关注不同脑异常的静脉走行,颅内静脉解剖的三维成像都是一个新的研究领域,但是要获取最佳图像,最好采用经阴道扫查的途径采集容积数据。图 12.18 为用 3D 玻璃体模式显示的颅内 Willis 环。

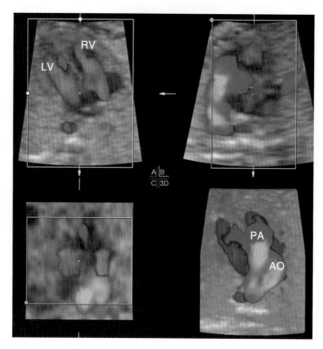

图 12.15 胎儿心脏彩色血流 STIC 容积数据的玻璃体模式成像。结合表面血流模式显示。心室在背景中显示,而大血管的交叉显示在前景中,图像与图 12.16 应用 HD-live flow 模式相比较。AO:主动脉,LV:左心室,PA:肺动脉,RV:右心室

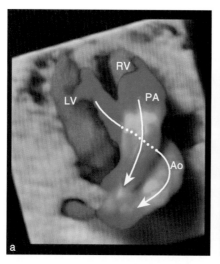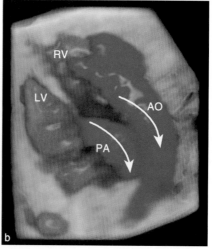

图 12.16 胎儿心脏 STIC 容积数据,玻璃体模式结合 HD-live flow 模式显示正常胎儿(a)和大动脉转位(弯箭头)胎儿(b)。AO:主动脉,LV:左心室,PA:肺动脉,RV:右心室

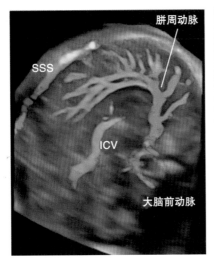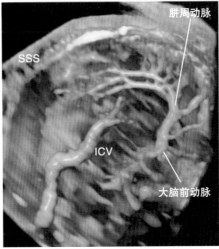

图 12.17 3D 玻璃体模式分别结合表面血流模式(左图)和 HD-live flow 模式(右图)显示颅内动脉和静脉。此图为大脑前动脉的矢状切面,可见胼周动脉、大脑内静脉(ICV)和上矢状窦(SSS)

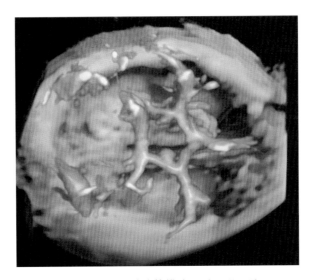

图 12.18 3D 玻璃体模式显示 Willis 环

12.5 高分辨仿真血流模式下的彩色轮廓剪影

在 2016/2017 的软件版本中,引入了一种新的轮廓剪影功能,可把轮廓剪影应用于 3D 彩色血流的 HD-live flow 模式的显示。该功能可用于彩色多普勒、高分辨力血流和能量多普勒的容积数据成像(图 12.19~图 12.23)。启动 HD-live flow 模式后,血管表面会更有光泽、更有空间立体感(图 12.20a、c)。而采用彩色血流轮廓剪影新功能,血流则会变得更加透明,血管的边界显示得更清楚(图 12.20b、d),彩色轮廓剪影甚至可以显示被遮挡的血管的形状,如图 12.19~图 12.23 中的示例。该新功能的临床应用有待进一步研究。

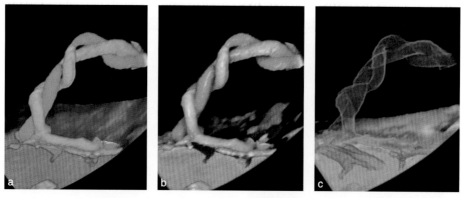

图 12. 19 三种不同的 3D 玻璃体模式显示胎盘上的脐带插入点。图 a 是常规的玻璃体模式结合表面血流模式，图 b 是玻璃体模式结合 HD-live flow 模式，图 c 是玻璃体模式结合最新的轮廓剪影功能。注意图 c 的血管几乎完全透明，血管的轮廓边界清晰可见

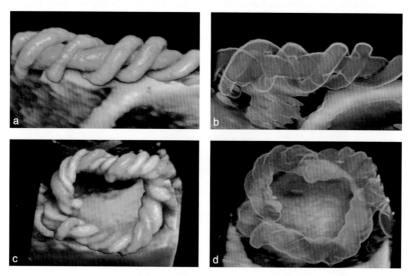

图 12. 20 HD-live flow 模式显示脐带血流的两个例子，左列图 a、c 和右列图 b、d 分别是使用了新的彩色轮廓剪影功能的前后图像比较。注意这种新模式的血管透视效果

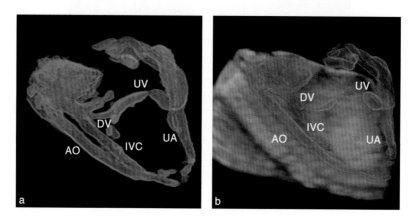

图 12. 21 胎儿心脏和腹部大血管的矢状切面（类似图 12. 11），HD-flow 的 3D 血流模式（a）和能量多普勒的玻璃体模式（b），两者都启用了彩色轮廓剪影功能。AO：主动脉；DV：静脉导管；IVC：下腔静脉；UA：脐动脉；UV：脐静脉

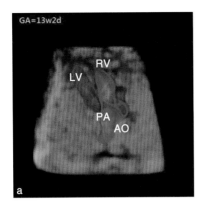
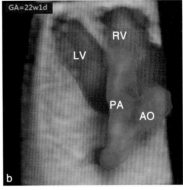

图 12.22 13 周（a）和 22 周（b）正常胎儿心脏的 STIC 容积数据，玻璃体模式结合 HD-live flow 模式成像，启动了彩色轮廓剪影功能。注意这个新功能中的血管透视效果

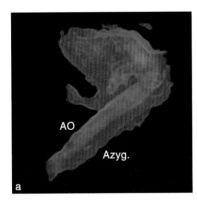
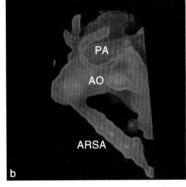

图 12.23 图 a 为胎儿下腔静脉离断，可见主动脉（AO）和奇静脉（Azyg.）并行，使用了彩色三维模式结合 HD-live flow，并启动彩色轮廓剪影功能（与图 12.13 相比较）。图 b 为相同的模式显示迷走右锁骨下动脉（ARSA）

12.6　结论

　　玻璃体模式是 3D 灰阶结合 3D 彩色多普勒的成像模式，常用于心脏和血管内的血流成像。3D 彩色血流模式用于单纯显示血管，而玻璃体模式则显示血管及其周围结构。无论是心脏还是其他血管分化良好的器官结构，如肝、脑、肺或胎盘等，都是适合应用玻璃体模式成像的目标区域。从中纵隔方向向下成像观察胎儿心脏，能够很好地显示心脏以及两条大血管交叉的空间关系。结合 HD-live flow 模式，可以更好地显示血管的空间结构和关系，目前已成为辅助玻璃体模式成像的重要方式。

13 二维灰阶血流模式

13.1 简介

　　二维灰阶血流模式（B-flow）是一种特殊的使用灰阶来显示血流技术，它不需要使用多普勒信号。这项技术捕获血液细胞的反射信号并转换成灰度信息，并与其他二维信息一起显示出来，其中血流会被增强显示，而来自邻近结构的信息都会被抑制甚至几乎不显示。在屏幕上，血流与周围的信息形成对比度很好的图像（图13.1）。B-flow图像与B模式灰阶图像的显示原理相同，因此图像帧频保持不变。B-flow模式虽然可以显示血流，但与多普勒不一样，该模式下没有血流的方向、速度或混叠等信息。由于获取的信息与角度无关，因此与声束方向垂直的血流也可显示（图13.1）。B-flow非常敏感，即使是大血管旁边的微小血管也可显示出来。因此，与彩色多普勒相比，B-flow不仅具有明显的高帧频，也具有更好的空间分辨力。B-flow技术可用于静态3D（图13.2）容积数据及STIC容积数据（图13.3、图13.4）的采集。

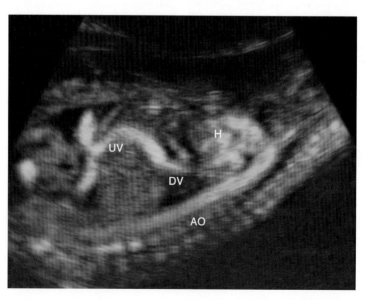

图13.1　胸腹部纵切面B-flow模式显示胎儿心脏（H）、主动脉（AO）、脐静脉（UV）和静脉导管（DV）。血管周围比邻结构在B-flow模式下不显示

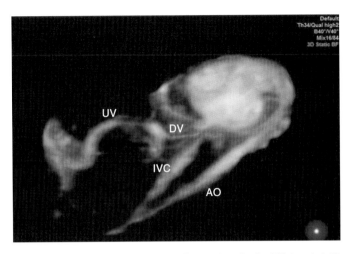

图 13.2　B-flow 模式的静态 3D 成像,显示心脏、主动脉(AO)和腹部血管如下腔静脉(IVC),静脉导管(DV)和脐静脉(UV)

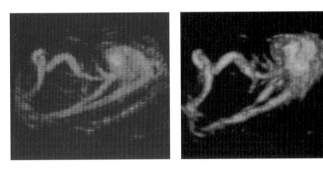

图 13.3　B-flow 模式的 STIC 成像,容积数据分别以灰阶模式(左图)和梯度亮度模式(右图)显示

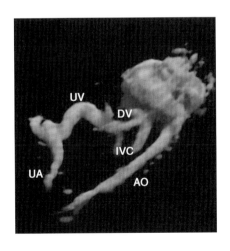

图 13.4　B-flow 模式的 STIC 成像,容积数据以 HD-live 模式显示,可显示主动脉(AO)、静脉导管(DV)、下腔静脉(IVC)、脐静脉(UV)和脐动脉(UA)

13.2　操作方法

　　采集容积数据前,检查者应调整灰阶图像和 B-flow 的预设。根据笔者的经验,优化图像的关键是调节 B-flow 的灵敏度和余辉。高灵敏度和中等余辉适用于显示跳动的心脏。相比

之下,小血管和静脉需调高余辉和减低灵敏度,以防止图像重叠。启动容积数据采集前可以先进行预扫查,确认采集区域是否包括所有感兴趣的血管,然后再使用静态 3D 或 STIC 模式采集容积数据。容积数据采集后,检查者应确认所有感兴趣的血管包含在容积数据中,并且没有运动伪像。通常采集容积数据后初步显示的 B-flow 图像的信息量不足,建议启动 3D 渲染模式获取 3D 图像来观察。笔者的经验是,增加增益、选择梯度亮度的表面模式可获得更好的血管图像,还可使用魔术剪选择性删除小血管或运动导致的伪像。

13.3 二维灰阶血流模式的典型应用示例

目前只有为数不多的人关注 B-flow 模式联合三维或 STIC 成像技术的应用,应用领域主要集中在心脏和大血管,以及一些微小血管,如肺静脉或妊娠早期胎儿血管等。

肝内、腹腔血管:以纵切面为初始切面获取的容积数据可以很好地显示主动脉、下腔静脉、脐静脉、静脉导管和肝内血管(图 13.2 ~ 图 13.6)。根据笔者的经验,这是初学者熟悉该技术最好的平面。

心脏和大血管:心脏和大血管成像最好用 STIC 技术采集容积数据。从侧面、正面或头侧采集都能得到良好的图像效果,例如显示大血管的走行和交叉。图 13.7 和图 13.8 展示了在心脏领域应用的例子。

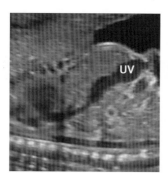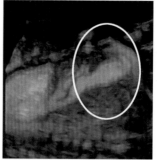

图 13.5 腹部脐静脉(UV)异常扩张的二维图像(左图)和 B-flow 静态 3D 成像(右图)

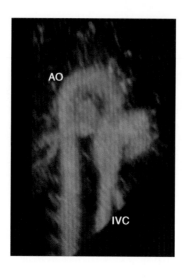

图 13.6 B-flow 静态 3D 模式显示主动脉弓(AO)和下腔静脉(IVC)

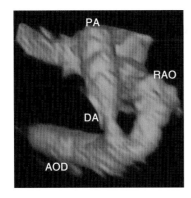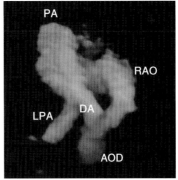

图 13.7 使用 B-flow 的 STIC 容积数据成像,以梯度亮度模式(左图)和 HD-live 模式(右图)显示右位主动脉弓(RAO)并左位动脉导管(DA)的 U 形结构。PA:肺动脉;AOD:降主动脉;LPA:左肺动脉

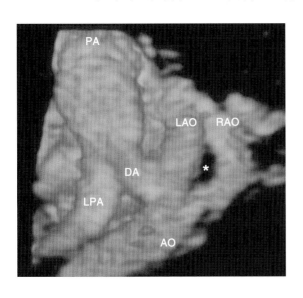

图 13.8 B-flow 静态 3D 成像显示双主动脉弓。可见左主动脉弓(LAO)、右主动脉弓(RAO)、动脉导管(DA)、肺动脉(PA)和左肺动脉(LPA)。三条血管都汇入降主动脉(AO)。星号(*)为气管的位置,B-flow 模式下气管不显示

其他方面:其他血流灌注丰富的结构也适合应用该技术成像,包括胎盘、脐带、颅内血管,如图 13.9 和图 13.10 所示。

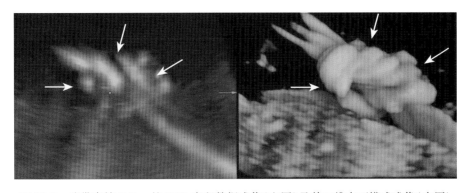

图 13.9 脐带真结 B-flow 的 STIC 容积数据成像(左图)及其三维表面模式成像(右图)

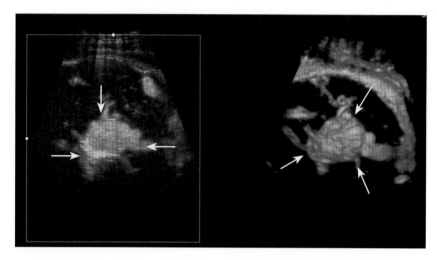

图 13.10 B-flow 静态 3D 模式成像显示胎儿盖伦静脉瘤的颅内血管(箭头)

13.4 结论

近年来,B-flow 模式结合静态 3D 或 STIC 成像的应用热度有所下降。该模式用于观察小血管和含血流的区域比较好,但在应用中应该考虑的是,只显示血管而不显示血管周围结构是否能够提供足够的信息。笔者更倾向于采用带方向的彩色多普勒的 3D 和 STIC 容积成像来检查小的或大的血管,在第 12 章已介绍。

14 电子矩阵探头的双平面模式

14.1 简介

电子矩阵探头的特点之一是具有多排晶体而不是传统机械探头的单排晶体结构。由于具有多排晶体(有些是64排),探头可拥有8000多个阵元,因此称为"矩阵探头"。传统的机械三维探头中,使用单排晶体来生成2D图像,当选择三维图像采集时,机械马达偏转单排晶体产生超声波束,采集多个2D图像后再重建成三维容积数据。随着计算机快速处理器的应用,矩阵式探头能够以电子方式偏转超声波束扫过预定的容积数据区域,采集容积数据的时间比三维机械探头快2~4倍。这种快速超声切面图像的采集提高了3D容积数据的分辨力,而且支持实时同步显示两个二维超声平面,被称为"双平面"模式。此外,该探头可以在4D模式下只采集并显示一薄层容积数据图像,这种4D模式称为VCI-A(参见第4章),该模式比用机械探头采集速度更快。本一章将阐述双平面模式成像的初步经验,并展示一些典型的例子。

14.2 操作方法

首先,应用矩阵探头进行二维扫查,对图像和感兴趣区域进行调整和优化(参见第1章),图像角度尽可能缩窄,然后激活双平面模式,图像立即变成A和B两幅图像以双幅图像显示(图14.1)。左边的图像是A平面,是扫查平面,图像上有一条参考线,操作者可以自

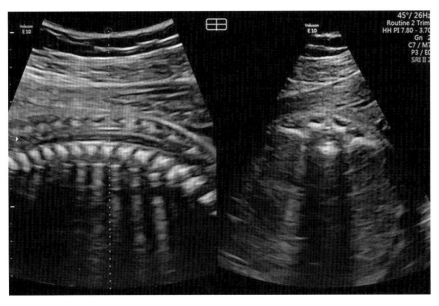

图14.1 以双平面模式检查脊柱。左侧为常规检查切面,右图是通过左图参考线位置的与A平面垂直的脊柱横切面,此处显示为胸椎水平,右图可见肋骨。参见图14.2和图14.3

由移动该线到感兴趣区域。右边的图像为 B 平面,是经 A 平面上的参考线、与 A 平面垂直的正交平面(图 14.1)。

左侧 A 平面显示的图像与常规二维检查切面相同,右侧 B 平面则同步显示通过 A 平面的参考线并与 A 平面正交的图像。双平面模式支持灰阶模式和彩色多普勒模式。使用局部放大功能可使局部区域放大以重点观察。从实用的角度来看,双平面模式可以用两种方式操作,如图 14.1 ~ 图 14.3:一种方法是保持左侧参考线的位置不变,移动探头,使感兴趣区域的结构依次通过参考线(图 14.2),则右侧连续显示相应的正交图像;另一种方法是左侧的图像静止,移动参考线,则右侧连续显示相应的正交图像(图 14.3)。在后一种方法中,超

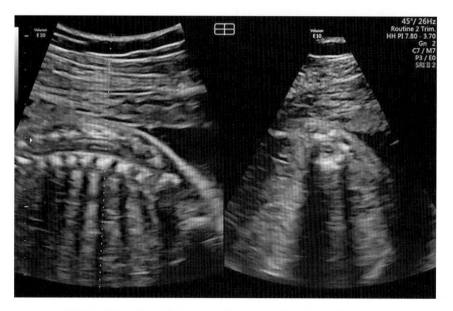

图 14.2 脊柱的双平面模式。前图 14.1 是开始检查的切面,为了显示腰骶部,A 平面参考线的位置保持不变,探头向腰骶部移动。下一图为另一种操作方式

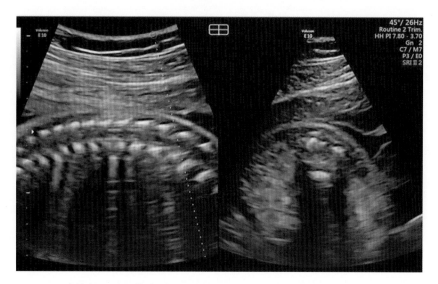

图 14.3 脊柱的双平面模式,紧接着前两幅图。观察腰骶部的另一种操作方式是,保持左侧图像不动,移动参考线至腰骶部

声系统必须不停地刷新参考线位置,并计算所有图像,故右侧图像随参考线的移动,其更新会略有延迟。笔者建议操作者简单尝试使用这种有趣的显示模式。本章将分享一些初步的应用经验。

14.3 双平面模式的典型应用示例

若经常采用双平面模式进行胎儿检查,就会发现这种新的扫查方式不仅局限于产前筛查,也可以用于可疑胎儿异常的检查。

头面部:头面部常规超声检查时,需通过二维或三维多平面模式显示多个切面,因此双平面模式为显示多个解剖切面提供了理想的工具。例如在检查头部时,扫查切面是颅脑横切面,但在双平面模式下可以同时观察到透明隔腔(图14.4)、侧脑室、外侧裂或后颅窝。采用这种方法可以发现一些异常如胼胝体发育不全,如图14.5。如果胎儿是臀位,可通过囟门获取大脑的冠状面,在双平面模式下,可以同时观察到胼胝体(图14.6)。其他脑部异常也可以采用双平面模式观察,在一个平面上显示异常,同时在另一个平面上进行验证(图14.7~图14.8)。

此外,双平面模式对评估胎儿面部特别有帮助(图14.9、图14.10),检查可以从矢状切面的侧脸轮廓开始,或者从脸部横切面或冠状面开始(图14.9~图14.14)。最简单的方法是在获得侧脸轮廓的同时,从眼睛平面(图14.9)往下移动参考线至鼻子,然后到上下颌(图14.10)平面。面部畸形,如唇裂、腭裂和其他畸形,通过双平面模式可清晰地显示和辨别,所发现的异常通过双平面同时显示可获得最好的评估效果(图14.11~图14.14)。在妊娠早期筛查中也可以运用类似的方法,如图14.13。

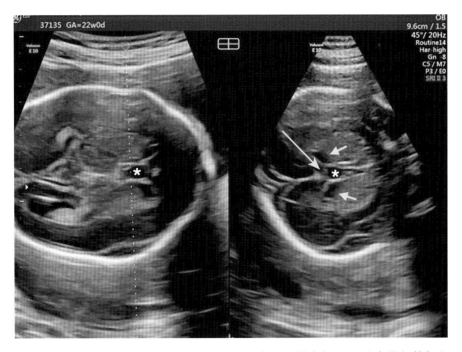

图14.4 双平面模式观察胎儿头颅,两个平面正交于透明隔腔(＊)。左侧的初始扫查平面是头颅标准横切面。右侧的图像中,同时显示出双侧侧脑室前角(短箭头)和胼胝体(长箭头),这些结构在左侧平面不能显示

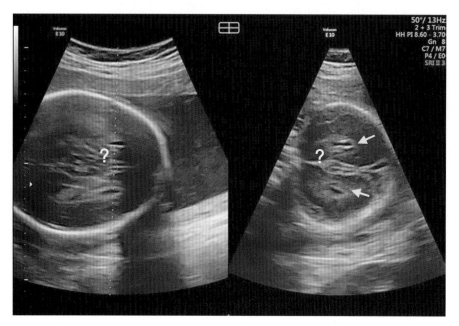

图 14.5 双平面模式观察胼胝体发育不全。如图 14.4 的方法一样显示头颅标准横切面，但此例双平面上均未见透明隔腔(?)。右侧图像中双侧侧脑室前角向两侧分开

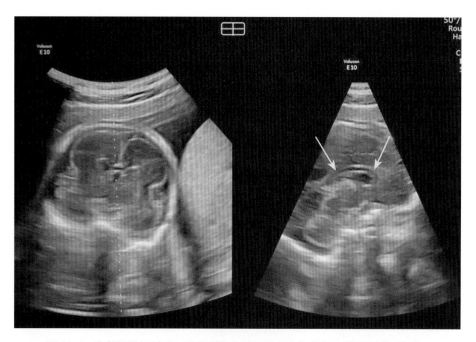

图 14.6 头部冠状面检查，双平面模式下显示正中矢状切面的胼胝体(箭头)

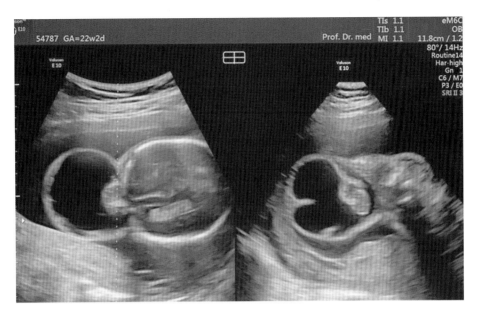

图 14.7　双平面模式观察胎儿枕部脑膨出,膨出物内可见脑组织

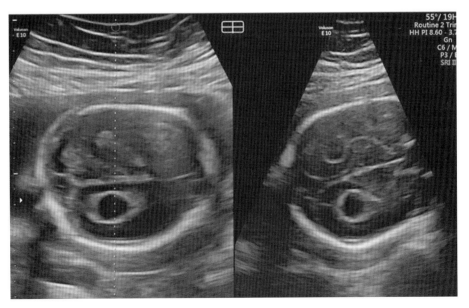

图 14.8　胎儿头颅横切面显示脉络丛囊肿。左边的图像上只看见一个囊肿,而双平面模式的右侧图像则显示了双侧囊肿

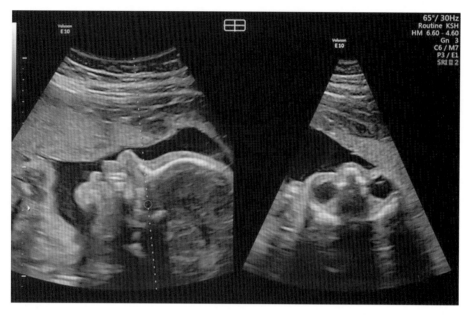

图 14.9　双平面模式观察胎儿面部。左图显示胎儿的侧脸轮廓，双平面参考线放在眼部水平位置，左侧平面中眼睛不显示，但在右图的正交平面上双眼及眼眶显示清楚（参见图14.10）

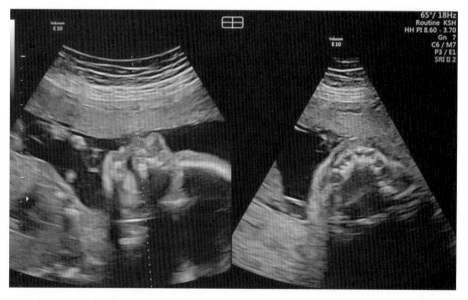

图 14.10　双平面模式观察胎儿面部。胎儿侧脸轮廓与上图类似，但双平面参考线放在嘴部水平，则显示了完整的上颌（与下幅图对比）

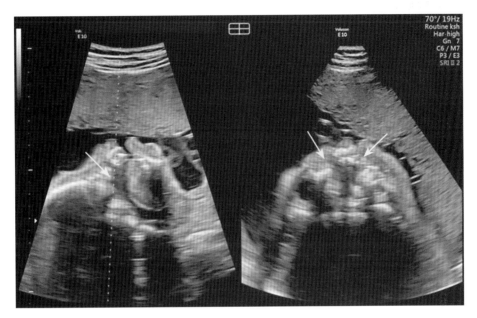

图 14.11　双平面模式观察双侧唇裂、腭裂（箭头）。双平面模式下先显示脸部侧面轮廓，然后把参考线放在上颌水平

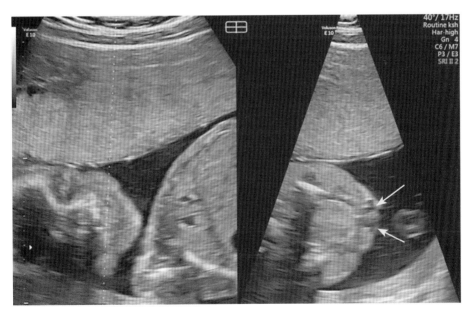

图 14.12　双平面模式观察双侧唇腭裂（箭头）。参考线放在脸部的冠状面上获得右侧图像

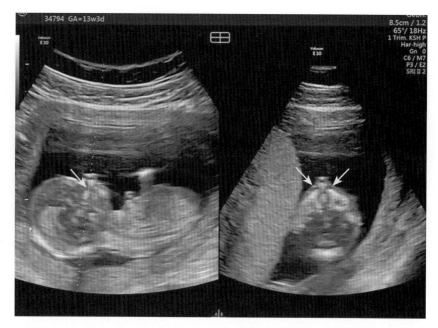

图 14.13 双平面模式观察 13 周胎儿的双侧唇腭裂(箭头)。左图显示"上颌裂隙",可疑唇腭裂,把参考线置于此处,双平面模式下的另一平面上获得确认

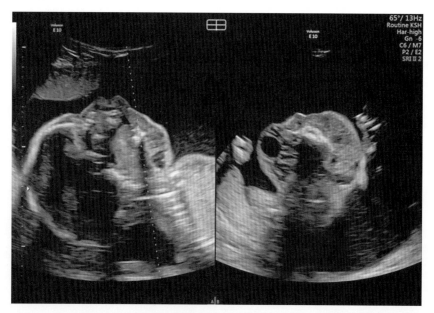

图 14.14 双平面模式观察胎儿颈部淋巴水囊瘤。二维扫查的基础上增加双平面模式,所获的正交平面能更好地评估病变的程度。与图 18.21 相比较

　　心脏:双平面模式是用于心脏、胸部及纵隔检查的一个新的、有趣的工具。在扫查四腔心切面时,可同时显示主动脉弓、导管弓(图 14.15)和静脉系统的矢状切面。累及大动脉或纵隔静脉系统的异常也可以在这些切面同时显示(图 14.16)。一个有趣的成像方式是在两个平面同时显示室间隔,主要是可以直接观察室间隔的最大切面(图 14.17 ~ 图 14.19)。这种新的切面使检查者能够在灰阶或彩色多普勒模式下检查心室间隔的完整性。图 14.15 ~

图 14.20 展示了正常或异常胎儿心脏的例子。

胸部、腹部、骨骼系统和其他部位：双平面模式在检查胎儿不同的器官上，具有很大的潜力。对脊柱的检查方式已在图 14.1 中展示，这种方法可以帮助对脊柱裂（图 14.21）或半椎体的程度进行精准评估。应用这种方法还可以很好地观察肺部和腹部器官，双平面模式成像有助于正常或异常状态的整体评估。图 14.22～图 14.26 展示了一些异常病例的双平面模式成像。

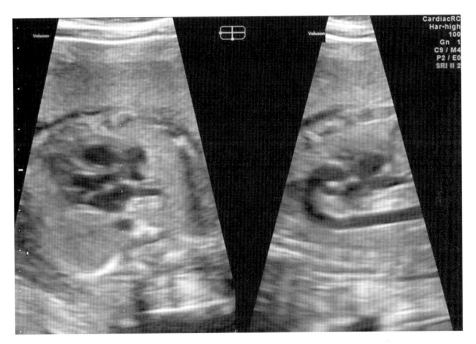

图 14.15　双平面模式观察正常心脏。检查平面是五腔心切面（左图），双平面模式下同步显示主动脉弓

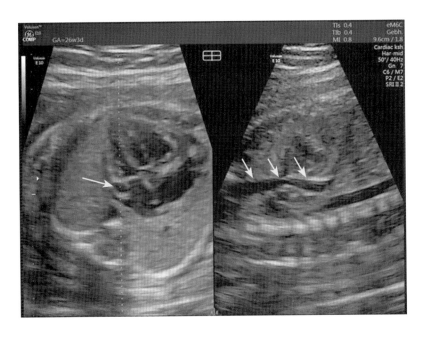

图 14.16　双平面模式显示永存左上腔静脉（箭头）。检查平面是四腔心切面（左图），右侧正交平面显示永存左上腔静脉从颈部到心脏的走行（箭头）

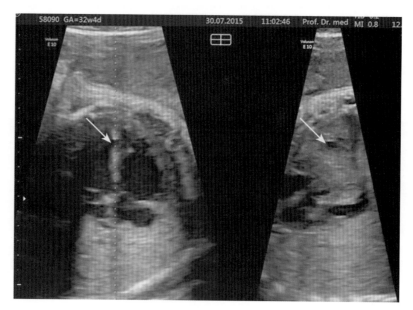

图 14.17 灰阶双平面模式显示室间隔和肌部室间隔缺损(箭头)。左图上可疑缺损,右侧图像上得到确认

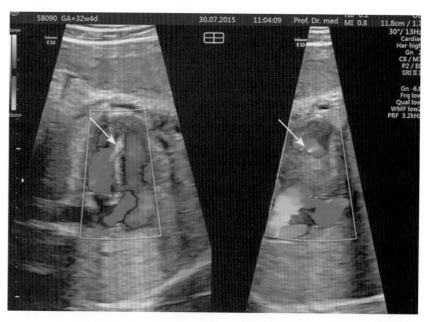

图 14.18 彩色多普勒双平面模式显示室间隔和肌部室间隔缺损(箭头)。左图上可疑缺损,右侧图像上得到确认

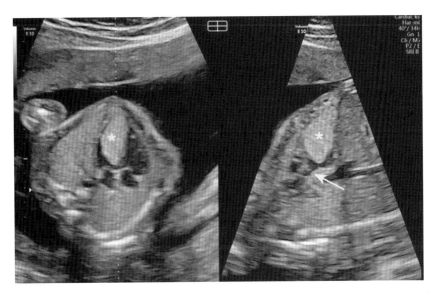

图 14.19　胎儿心脏肿瘤的双平面模式显示室间隔,诊断为横纹肌瘤。室间隔和左心室区域可见一个巨大的横纹肌瘤(＊)。在双平面模式下可见肿瘤没有造成主动脉瓣梗阻(箭头)

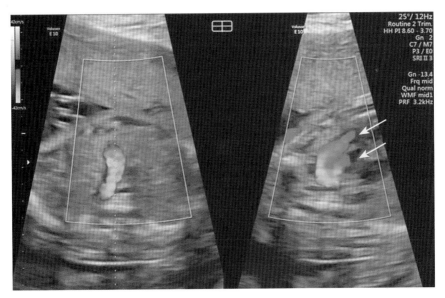

图 14.20　胎儿完全性大动脉转位彩色多普勒双平面模式。正交平面可见大血管的并行走行(箭头)

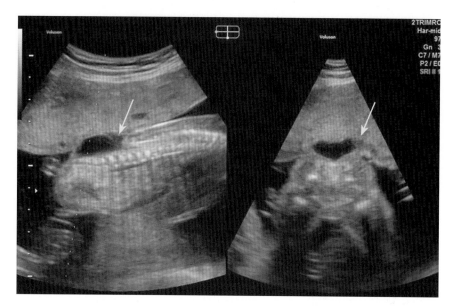

图 14.21 双平面模式显示 21 周胎儿脊髓脊膜膨出。移动双平面参考线有助于对病变的部位作出准确的判断

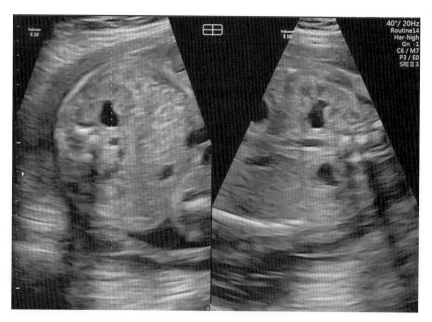

图 14.22 双平面模式显示双侧肾脏，在两个正交平面上评估双侧肾脏可获得较理想的结果

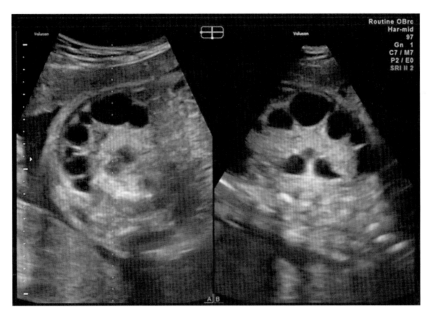

图14.23 双平面模式显示胎儿多囊性肾发育不良

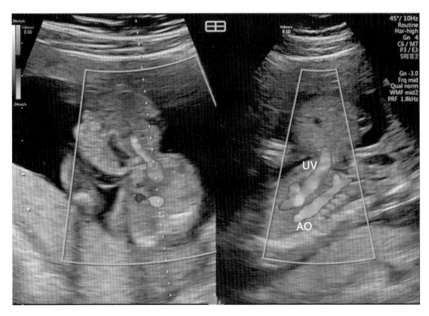

图14.24 彩色多普勒双平面模式展示胎儿脐膨出中的主动脉(AO)和脐静脉(UV)

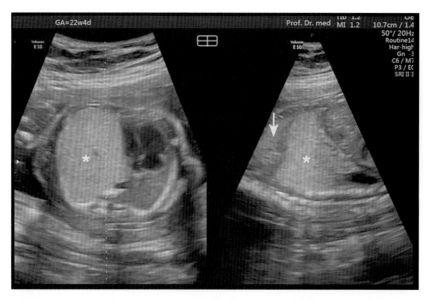

图 14.25　双平面模式显示高回声的肺隔离症（＊）。右图是左图的正交平面，可见回声和大小正常的肺上叶（箭头）

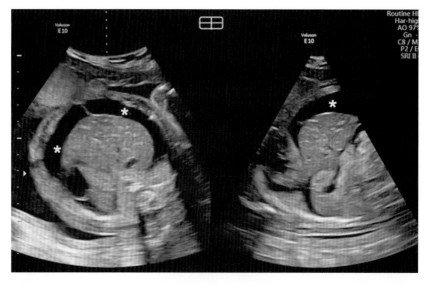

图 14.26　双平面模式显示胎儿腹水（＊）。通过这个模式可以对腹水的程度进行更好的评价

14.4　结论

　　事实上双平面模式是一个新近开发的技术，检查者要熟悉其使用并迅速将其整合到常规检查中，还需要有一个学习过程。笔者的初步应用经验表明，双平面模式的主要优势是快速获取并同时显示双垂直平面的信息，无疑将优于单一的二维图像。

15 三维体积计算

15.1 简介

胎儿生物测量是产前超声检查的组成部分。在常规检查中需要进行直径、周长和面积的测量并与正常参考范围相对照。胎儿超声检查很少需要计算体积,若有需要时,检查者一般仅根据感兴趣区的距离和面积应用标准公式来进行简单的估算。要想获得可信的体积数据,其先决条件是取得良好的三维容积数据。一般来说,可供体积计算的工具很少,根据感兴趣的区域的不同,计算可以简单而快速,也可以复杂而耗时。本章将介绍两种有代表性的用于体积计算的工具。

15.2 操作方法

可以应用不同的方法进行三维体积测量。最著名和最常用的技术是 VOCAL 软件(见下文),另外还有近几年比较流行的针对无回声区域的超声自动体积计算(Sono-AVC)工具。普遍认为今后在产前诊断领域需要进行体积测量的情况将越来越多,因此需要更简便的体积测量工具。事实上,用于进行体积测量的技术在执行过程中是相当耗时的,这就可以解释为什么大多数体积计算只在研究中被提及,而不应用于临床。在下文中将介绍两种技术,即"VOCAL"和"Sono-AVC"软件。

15.2.1 虚拟器官计算机辅助分析软件

虚拟器官计算机辅助分析(VOCAL)软件仍然是计算体积最常用的工具。完成静态 3D 容积数据采集后,图像会以互交多平面模式显示,把待测结构放大后放置于图像中心。一旦激活了 VOCAL 软件,就会出现一条垂直线,这条线的两端各有一三角形图标(译者注:勾画的参考平面是 A、B 平面时,出现的是垂直线,勾画参考平面是 C 平面时,出现的是水平线)。操作者可以手动移动每个三角形至待测量区域的两端(图 15.1)。下一步是勾画轮廓,可选择手动、半自动、全自动方法。如果待勾画的区域是一个单一的、边界清晰的无回声结构,如胃泡、膀胱或者囊肿,那么使用全自动的方法是可靠的,但这种情况很少。大多数情况下,对肾脏、肺部、胎盘和其他结构的边界的自动识别比较困难,因此建议使用手动或半自动勾画的方式,此时检查者需根据屏幕上的回声信息对边界进行勾画或修改(图 15.2)。一旦操作者完成了轮廓勾画,并手动确认后,容积数据将沿着长轴旋转一定的角度,自动转换到下一幅图像。每幅图像都采用相同的勾画方法,进行手动修改和确认(图 15.3、图 15.4),直到完成 180°旋转为止。选择的旋转步骤次数越多(角度越小),体积计算就越精确。图 15.1 ~ 图

15.5 为使用 VOCAL 进行肺体积测量的步骤。最终计算出来的体积会显示在屏幕的一端,以实体或网格模型的模式显示出来(图 15.5)。

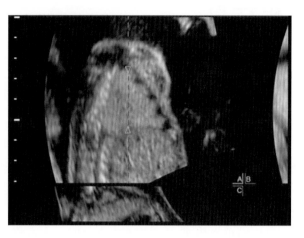

图 15.1 应用 VOCAL 软件计算三维体积的步骤:一旦在正交三平面上显示了感兴趣区域,即可启动 VOCAL 功能,一条两端有三角形的垂直线随即出现在屏幕上,手动调整三角形位置到所选定区域的两端,本例感兴趣区域为胎肺

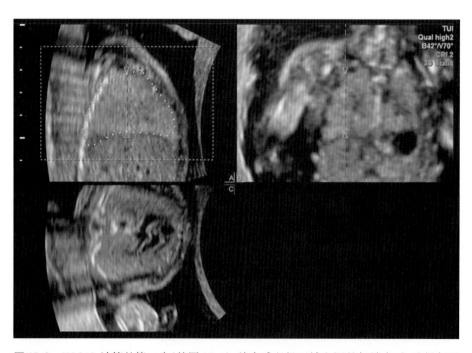

图 15.2 VOCAL 计算的第二步(接图 15.1):放大感兴趣区域和调整好端点后,选择勾画的类型,可选用手动或半自动。勾画轮廓完成后,按确认键,容积数据会自动旋转并显示下一个待勾画的图像平面

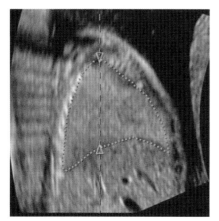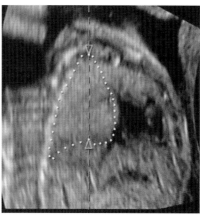

图 15.3 VOCAL 计算的第三步(接图 15.1、图 15.2):按照图 15.2 的方法依次勾画好每一幅图像的轮廓,直到所有轮廓勾画完毕后点击确认。在进行容积测量之前,可以调整所需测量的图像数量

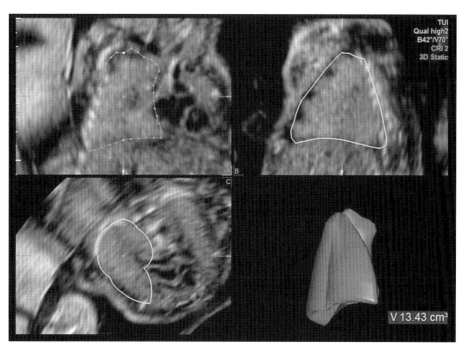

图 15.4 VOCAL 计算的第四步(接图 15.1 ~ 图 15.3):在所有勾画结束后,点击最终的确认按钮,所计算的感兴趣区域的轮廓筑型和计算结果会显示在屏幕右下方,本例为肺体积的计算结果。此阶段仍可回放每一被勾画的平面,对勾画的轮廓进行微调

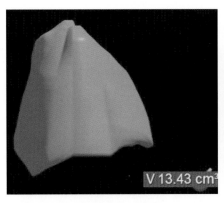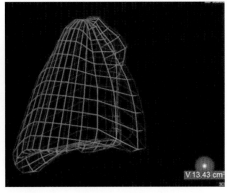

图 15.5 以上图例得出的肺的三维 VOCAL 计算结果。可以用不同的颜色显示为实体模型（左图）或网格模型（右图）

15.2.2 超声自动体积计算

超声自动体积计算（Sono-AVC）是新近发布的体积计算软件，主要用于妇科超声中囊肿和卵泡的自动测量。软件自动识别单个或多个无回声区如囊肿，然后计算相应的体积（图15.6～图15.10）。操作者选择感兴趣的区域，调整至渲染框内。可以通过简单单击鼠标来选择添加或删除所要测量的结构。需注意，软件自动识别的是无回声区，因此声影会导致伪像和计算错误。另外，这种技术计算囊肿体积速度最快，尤其是需测量多个囊肿时（图15.10）。因此，充盈胃泡的体积（图15.7、图15.8）、肾盂积液的液体量（图15.9）或多囊肾的囊肿体积（图15.10），都可以很容易计算出来。也可参见第19章的示例。

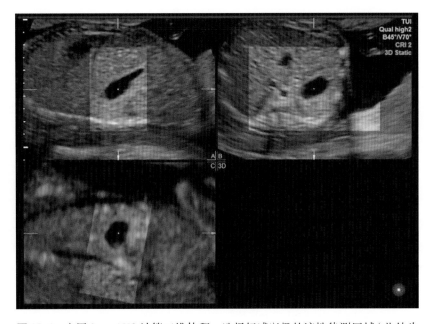

图 15.6 应用 Sono-AVC 计算三维体积。选择好感兴趣的液性待测区域（此处为胃泡）后，激活 Sono-AVC 功能，即可用鼠标选择性的点击该区域（参见图15.7）

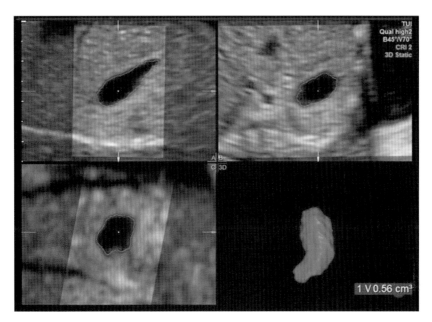

图 15.7 应用 Sono-AVC 计算三维体积:接上图,点击鼠标后,液体区域被自动识别,屏幕上显示出胃泡的三维轮廓及体积计算的结果

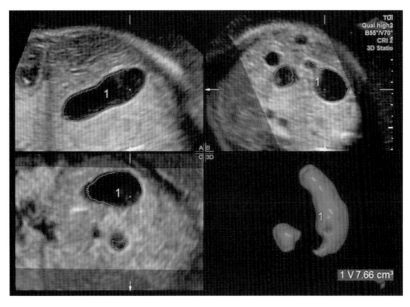

图 15.8 应用 Sono-AVC 计算三维体积:此例为胎儿十二指肠闭锁呈现的双泡征

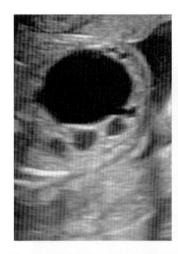
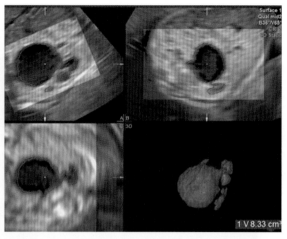

图 15.9　应用 Sono-AVC 计算三维体积：肾盂输尿管连接部梗阻性肾盂积水的三维体积计算

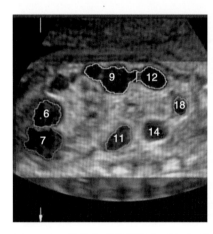
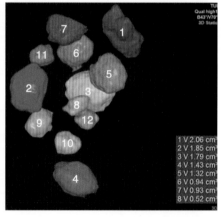

图 15.10　胎儿多囊性肾发育不良应用 Sono-AVC 计算三维体积。可以分别计算和显示每一囊肿的体积，以不同颜色区分不同的囊肿及其测量值，数字表示所测量的囊肿的序号

15.3　体积计算的临床应用

有研究报道妊娠早期的体积计算和相关的参考范围，包括胎盘、孕囊和胚胎的体积。正常或可疑发育不良的肺脏是另一个经常需要测量的器官。也有报道对其他不同器官结构行体积测量，如肝脏、脑、胎盘、肾脏、侧脑室和心脏腔室等。体积测量的主要应用之一是评估胎儿体重，通过计算胎儿肢体体积或联合其他器官体积测量来预测体重。然而，体积计算尚未在临床常规应用，目前主要用于研究。

15.4　结论

产前超声中的三维体积测量对于某些特殊的病例很重要，但是实施计算仍然相当耗时。VOCAL 和 Sono-AVC 是最常用的工具，但需要积累一定的经验才能熟练有效地使用，这就限制了其在常规超声中的应用。

第三部分:三维超声在产前诊断中的临床应用

16 胎儿神经系统三维超声成像

16.1 简介

胎儿头颅超声检查主要在孕 15~40 周进行,本章前半部分将介绍和展示在此期间对于正常和异常胎儿头颅 3D 超声潜在的作用价值。然而,近年来随着高分辨力的经阴道超声联合 3D 技术的应用,孕 7~14 周胚胎脑的超声检查也已成为可能,本章将在后半部分对此方面进行讨论。

16.2 胎儿神经系统三维超声成像

胎儿头颅超声检查从 15 周开始,主要采用头颅横切面,常规用于测量双顶径、小脑横径。对于神经系统发育异常的高危人群,或筛查中发现有可疑异常,推荐增加冠状切面和矢状切面扫查,方可获得全面的神经超声学检查信息。增加的切面往往难以直接扫查获得,尤其在胎儿位置不合适时,例如头位,通常此时就要费一定时间行阴道超声检查。如若采用 3D 超声,则可获取容积数据,如第 2~5 章所述,从而得到任意所需切面。或者可以直接选用 4D 模式,在扫查过程中实时获得这些切面。3D 多平面模式的主要优势之一是,可以由一个以头颅横切面或斜切面为初始切面扫查获取的容积数据,重建脑中线结构的图像,并且采用断层模式可以在单一幅图上同时显示出感兴趣区域及其周围相邻结构。3D 容积数据可以从不同的初始切面开始采集,例如因声束角度不同,可以是头颅横切面、冠状切面或矢状切面等。

横切面为初始切面:是最容易获得的切面,多数用于头位胎儿经头颅横切面扫查。断层模式中(图 16.1)与之平行的横切面较好地显示脑解剖结构。如图 16.1 所示,颅内的标志性结构如小脑、后颅窝池、大脑皮质、侧脑室前后角、大脑镰以及透明隔腔可在一幅图像上同时观察。图 16.1~图 16.4 显示了正常和异常胎儿脑结构的 3D 多平面成像模式。

矢状切面或冠状切面为初始切面:胎儿臀位时经腹探头在胎头前囟处扫查,或头位的时候经阴道扫查,可获取较清晰的脑中线结构(图 16.5、图 16.6)。经前囟获取的 3D 容积数据可显示一系列的冠状或矢状切面。经阴道扫查获得的容积数据分辨力最好(图 16.7~图 16.9)。图 16.5~图 16.9 显示了经腹和经阴道在正常和异常胎儿前囟扫查获取的 3D 容积数据的图像。

采用多平面图像重建的方法例如三个正交平面、断层超声或 Omniview 模式,能够最好地分析颅内结构。很多时候联合容积对比成像(VCI)的功能(参见第 4 章)可改善重建图像的分辨力,如图 16.6~图 16.10 所示。

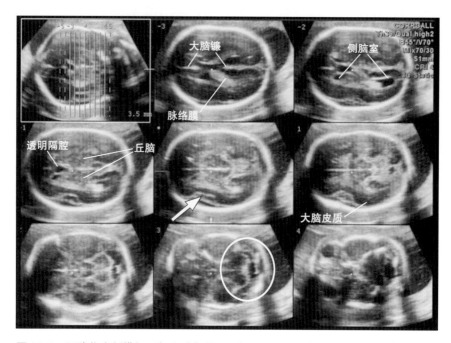

图 16.1 经胎儿头颅横切面扫查采集的 3D 容积所显示的断层模式图。显示正常颅内主要结构的不同切面:大脑镰、侧脑室、脉络膜、丘脑、透明隔腔、大脑侧裂(箭头)、大脑皮质和小脑延髓池(圈)

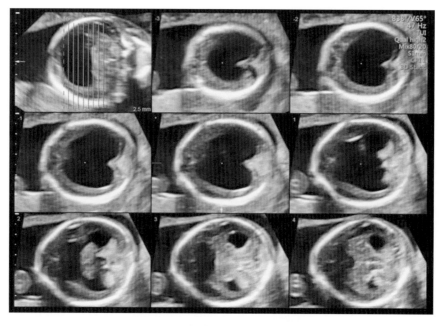

图 16.2 全前脑的断层模式成像

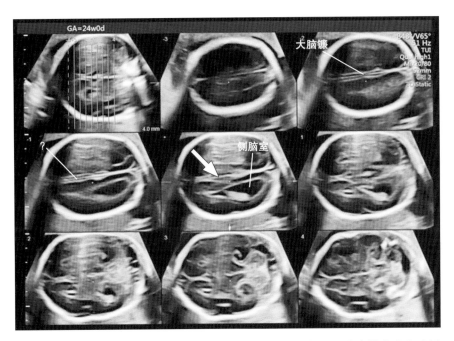

图 16.3 胖胝体发育不全的断层模式成像。透明隔腔缺失(?),脑中线大脑半球间裂增宽(箭头),侧脑室形状提示侧脑室枕角积水

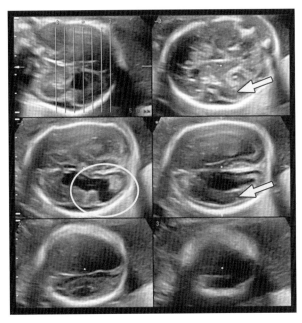

图 16.4 脑裂(圈)的断层模式成像。病灶的上方和下方切面(箭头)显示脑皮质完整

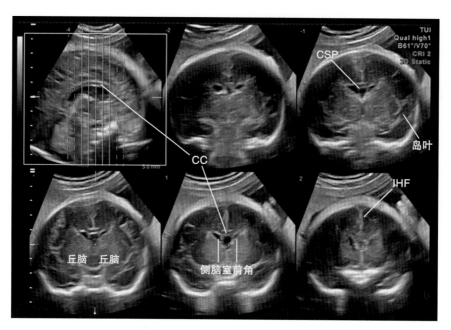

图 16.5 经腹在胎头前囟部位扫查采集的 3D 容积的头颅冠状切面断层模式。可以显示：大脑半球间裂（IHF）、胼胝体（CC）、透明隔腔（CSP）、丘脑、岛叶及侧脑室前角

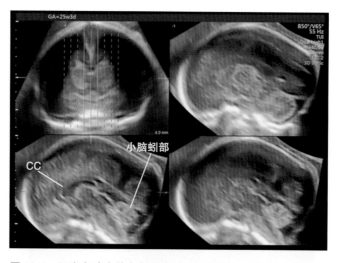

图 16.6 经腹在胎头前囟部位扫查采集的 3D 容积的头颅矢状切面断层模式。清楚显示脑中线结构，如胼胝体（CC）和后颅窝的小脑蚓部

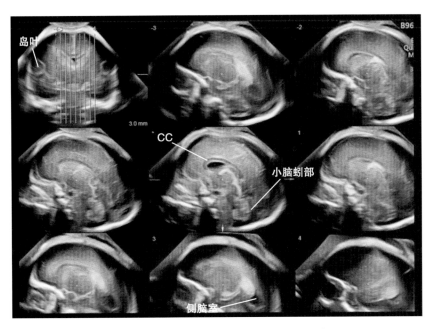

图 16.7　经阴道在胎头前囟部位扫查采集的 3D 容积的头颅矢状切面和旁矢状切面的断层模式。重点放在脑中线结构，清楚分辨出胼胝体（CC）、小脑蚓部和侧脑室。选择较大的层间距时还可以显示岛叶

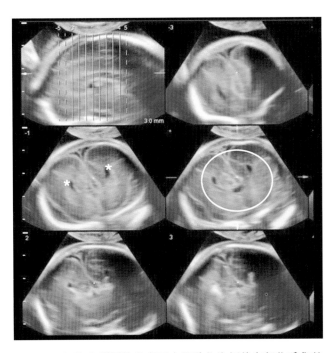

图 16.8　经腹在胼胝体发育不全的胎儿头颅前囟部位采集的 3D 容积的冠状切面。看不到胼胝体，但是可以看到典型的"牛角"形状（圈）。侧脑室前角（＊）被压向两侧

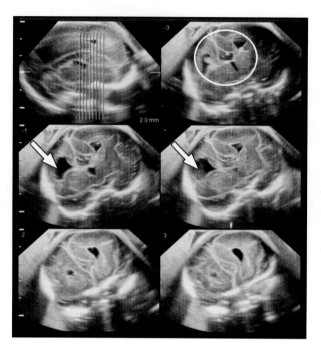

图 16.9 经阴道在胼胝体发育不全的胎儿头颅前囟部位采集的 3D 容积的冠状切面。与图 16.8 病例相似,得益于断层模式可以显示比邻结构,本例还发现了合并的脑裂畸形(箭头)

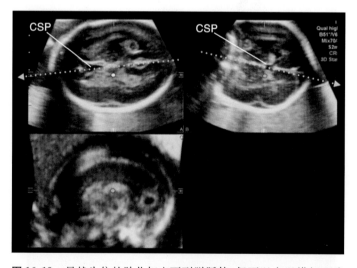

图 16.10 虽然头位的胎儿扫查不到胼胝体,但可以在以横切面为初始切面采集的 3D 容积重建图像中显示。最佳的方位调节方法是先定位透明隔腔(CSP),定位点放在透明隔腔内,此图头颅的中轴线(虚线箭头)是斜的,需要调整到相应的水平线上(见下图)

16.3 三维超声观察特殊的脑结构

胎儿神经超声学检查中,一些必须观察的结构需要采用3D多平面重建图像来观察。显示胼胝体和小脑蚓部的步骤如下:

胼胝体:对于有经验者,观察胼胝体是全面超声检查的重要部分。此结构既可直接显示,又可以通过在胎头横切面采集的3D容积数据后重建的头颅矢状切面快速观察。无论是获取容积数据还是重建图像,作为定位的重要标志性结构是透明隔腔(图16.10、图16.11)。图16.10～图16.11为采用3D超声容积数据显示胼胝体的步骤。

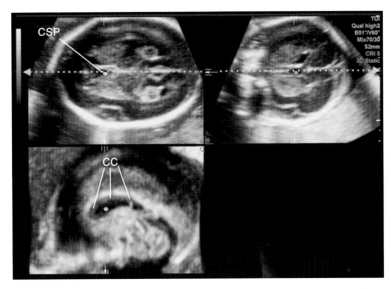

图 16.11 当定位的相交点放置在透明隔腔(CSP)内时,A 和 B 平面做相应调整,使得大脑镰线落在水平轴线上(虚线箭头),此时 C 平面上就可以显示出胼胝体(CC)

除了应用静态3D成像模式外,还可以采用实时4D,例如VCI-Omniview功能,直接显示胼胝体结构。当有完全性胼胝体缺失时,头颅横切面可显示典型的泪滴状侧脑室(即所谓的后角脑积水)和透明隔腔缺失(图16.3)。冠状切面上透明隔腔未显示,两侧可见侧脑室前角,呈典型的"牛角"征(图16.8～图16.9)。

小脑蚓部:通常在头颅横切面观察小脑的解剖结构,包括显示双侧正常形状的小脑半球、两者之间的小脑蚓部、大小正常的小脑延髓池以及小脑蚓部下段,后者将第四脑室与小脑延髓池隔开。理想情况下,3D容积扫查范围不仅应包括小脑及小脑延髓池,还应尽可能包含脑干(图16.12)。获取3D容积数据后,调节图像使得脑中线结构和蚓部在一条水平线上,则在C平面上蚓部的形状和大小都可显示出来,尤其还可显示其与小脑延髓池和脑干的关系(图16.12)。与前述的胼胝体一样,小脑蚓部也可以采用4D VCI-Omniview直接实时地显示出来(图4.14)。

当头颅横切面扫查发现可疑时,获取小脑蚓部及其周边结构的正中矢状切面以判断异常与否十分重要。在这个切面上,可以客观评价小脑蚓部的形态、大小和位置,对一些病变,例如小脑延髓池增宽与 Blake 窝囊肿、部分或完全性蚓部发育不良以及真正的 Dandy-Walker 畸形等可以很好地加以鉴别。

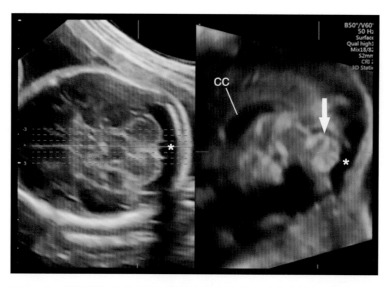

图 16.12　臀位的胎儿头颅 3D 容积的重建图像显示小脑蚓部（箭头），此重建图像上，也可以看到矢状切面上的胼胝体（CC），星号（＊）为小脑延髓池

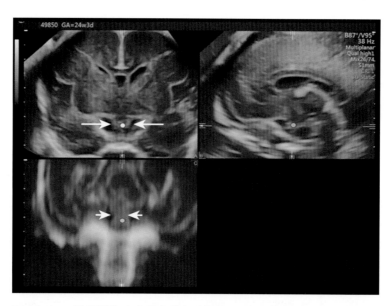

图 16.13　对经阴道扫查在胎头前囟采集的 3D 容积数据成像，显示三个正交平面。上图中的定位相交点置于视交叉（长箭头），旋转右上图至头颅水平位，直至在 C 平面（下图）显示视交叉（短箭头），注意视交叉呈 X 形

　　其他脑结构的 3D 多平面成像模式：颅内一些结构可以在二维扫查中直接显示，但许多结构因胎位影响而显示困难，此时就需学会应用 3D 扫查获取容积数据，重建感兴趣切面。探头移动受限时，尤其是经阴道检查的时候，3D 扫查方法更容易观察到这些结构。旁矢状切面可显示侧脑室各角，而冠状面可观察基底核、皮质对称性以及脑其他结构。在颅底切面，甚至视交叉偶尔也可以用 3D 超声显示出来，见图 16.13。

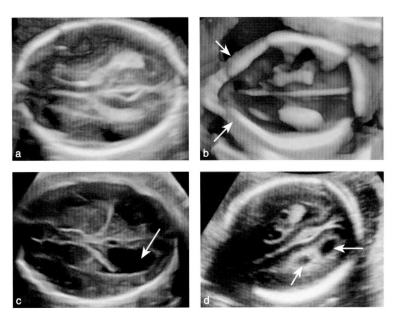

图 16.14 正常(a)和异常(b)胎儿头颅的经侧脑室切面,采用表面模式观察颅内结构。图 b 为开放性脊柱裂胎儿头颅形态异常,呈"柠檬头"征(箭头),图 c 为侧脑室增宽(箭头),图 d 为脉络膜囊肿(箭头)

16.4 胎儿脑结构的三维重建图像

3D 超声主要采用多平面成像模式显示胎儿脑的特殊结构,但一些情况下也可以采用本书已介绍的其他 3D 成像模式,例如表面模式、透明模式、反转模式、玻璃体模式以及

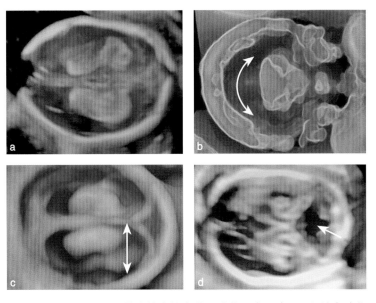

图 16.15 HD-live 表面模式结合轮廓剪影功能观察正常(a)和异常胎儿颅内结构。图 b 为全前脑的单一脑室(弯箭头),图 c 为侧脑室增宽(双向箭头),图 d 为 Dandy-Walker 综合征后颅窝池扩张,小脑蚓部缺失(箭头)

Silhouette 和 Sono-AVC 工具等用于胎儿神经超声学成像。图 16.14～图 16.18 为各种模式成像,在第 21 章还显示了一些早孕期脑发育的 3D 图像。

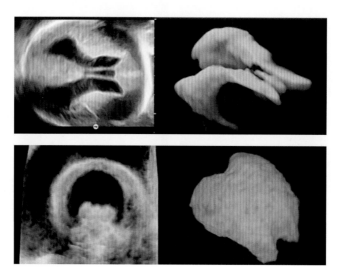

图 16.16 上图:双侧侧脑室扩张及其之间的透明隔腔的最小模式成像(左上图),和反转模式成像(右上图)。下图:全前脑单一脑室的最小模式成像(左下图),和脑室形态的反转模式成像(右下图)

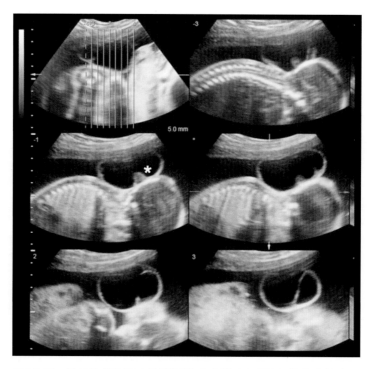

图 16.17 胎儿枕部脑膨出的断层模式成像,显示膨出的囊内的脑组织(＊)

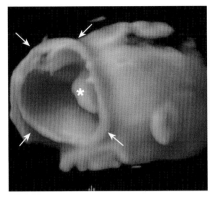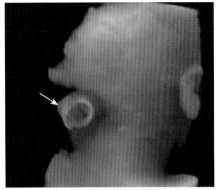

图 16.18　表面模式显示一胎儿的枕部脑膨出(左图),另一胎儿的枕骨下脊膜膨出
(右图)。左侧可以观察到膨出的脑组织(﹡)(与图 16.17 相似)

16.5　颅内血管彩色多普勒成像

　　无论是横切面还是矢状切面,都可以很好地显示颅内主要的动脉和静脉窦。采用彩色
多普勒和 3D 玻璃体模式很容易显示左右颈内动脉及基底动脉进入颅内后形成的 Willis 环
(图 12.18)。在矢状切面看到的主要动脉之一为大脑前动脉,其连接胼胝体上方的胼周动
脉和扣带回动脉。在部分或完全性胼胝体发育不全的胎儿,这些动脉走行异常,如图 16.19
所示。最近颅内静脉系统也被仔细观察,关注点不仅仅是在静脉窦,例如上矢状窦和下矢状
窦、直窦和横窦,也集中在其他的静脉如 Galen 静脉、脑内静脉和皮质静脉(图 12.17)。累及
静脉系统的典型的异常包括 Galen 静脉瘤畸形(图 16.20)、软脑膜动静脉畸形或静脉走行异
常,例如镰状窦。

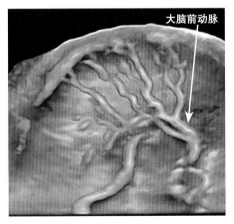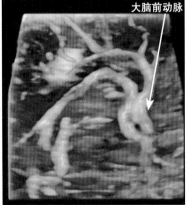

图 16.19　玻璃体模式显示两个胎儿的大脑前动脉走行异常,左侧为完全性、右侧
为部分性胼胝体缺失

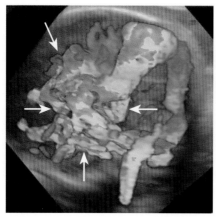
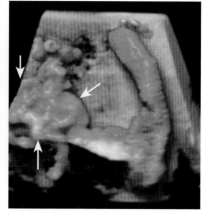

图 16.20 彩色多普勒玻璃体模式联合 HD-live 血流模式显示两例胎儿颅内盖伦静脉瘤

16.6　14 孕周前的胎儿神经超声学

随着胎儿颈项透明层厚度筛查的引入和常规应用，对 14 孕周之前的正常和异常胎儿结构的观察越来越引起注意。以往对早孕期胎儿头颅仅限于观察头颅骨，不包括观察无脑儿、大脑镰、无叶全前脑等。随着颅内透明层与开放性脊柱裂关系研究的开展，对早孕期脑发育解剖结构的观察逐渐得到重视。很多情况下 3D 超声断层模式（图 16.21）提供了全面的颅内结构信息，有助于鉴别正常与异常声像（图 16.22）。图 16.23 的 Omniview 模式显示了一 12 周胎儿脊柱裂的颅内结构改变声像。图 21.23 展示了另一病例。

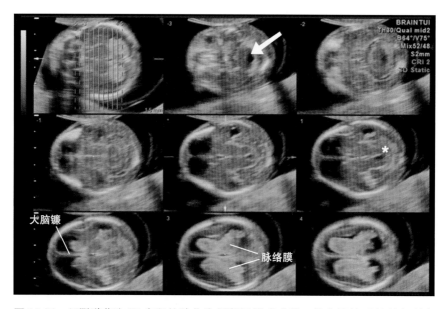

图 16.21 经阴道获取 3D 容积的胎儿头颅断层模式成像。很容易就可以观察到头颅内许多结构，如侧脑室内脉络膜、大脑镰、两侧大脑脚间的中脑导水管（＊）以及无回声的第四脑室（箭头）

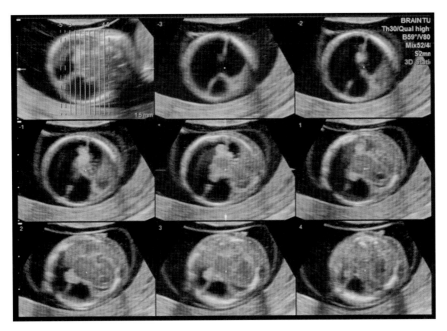

图 16.22　在断层模式上清晰显示 12 周胎儿全前脑,与图 16.21 相比较,没有脑中线结构

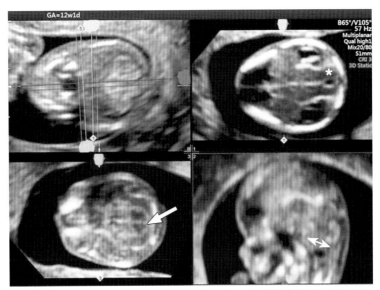

图 16.23　Omniview 模式观察开放性脊柱裂的胎儿颅内声像。右上图:后颅窝横切面,大脑脚水平同时显示中脑导水管(＊),移向枕骨方向。左下图:后颅窝池无回声区消失(箭头)。右下图:脑干增厚(双向箭头)

　　为数不多的学者采用 3D 超声进一步观察 10 周以前的胚胎脑的发育(图 16.24、图 16.25),这个时间段可以采用实时 3D 观察宫内胚胎脑,操作时可以采用不同的多平面模式一个一个切面显示感兴趣区域。有趣的是,极少数容积模式也可以显示脑室系统。不同的 3D 模式见图 16.26 ~ 图 16.29。未来采用这些辅助技术有望对早期胎儿脑发育有更多的了解,以尽早对高危病例进行筛查。

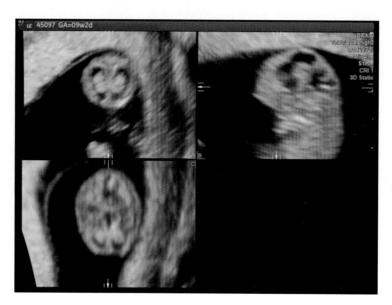

图16.24 9周胎儿头颅3D超声正交三平面模式。大脑半球已分开,脉络膜和菱脑得到清晰显示

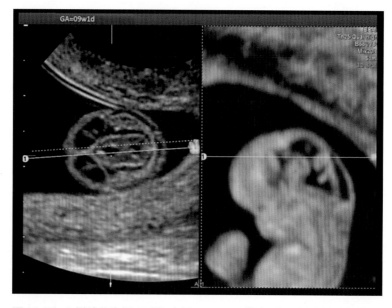

图16.25 9周胎儿头颅3D图,应用Omniview模式,将取样线沿着脑中线放置,获得胎儿头颅正中矢状切面

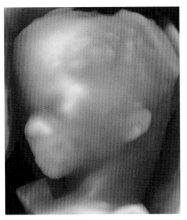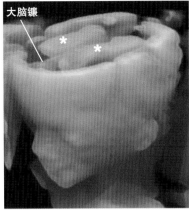

图 16.26　左图：12 周胎儿头部三维 HD-live 表面模式成像。右图：应用"魔术剪"功能移去头颅上部,显示颅内大脑半球及两侧的脉络膜(＊),被大脑镰分开

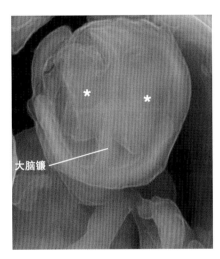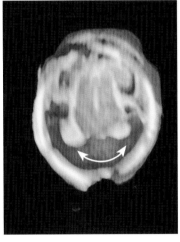

图 16.27　采用 HD-live 表面模式结合轮廓剪影功能和 HD-live 表面模式分别显示两个 12 周胎儿颅内结构。左图：正常颅内大脑镰和两侧脑内较大的脉络膜(＊)。相比之下,右图显示典型的单一脑室(双向箭头)的全前脑特征,没有丘脑及大脑镰的间隔

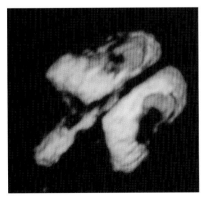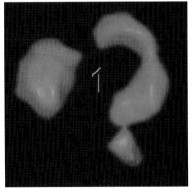

图 16.28　采用反转模式(左图)和 Sono-AVC 模式(右图)显示 11 周胎儿头颅侧脑室的模型图

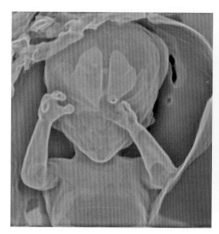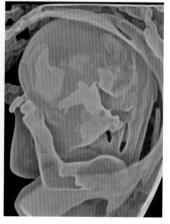

图 16.29 采用轮廓剪影功能从前面和侧面观察 12 周正常胎儿头部,显示颅内两侧侧脑室

16.7 结论

胎儿神经超声检查是全面超声检查以排除脑畸形的重要组成部分,尤其在妊娠的后阶段。二维超声联合 3D 有利于胎儿脑发育的评估,提供常规二维扫查所不能获得的重建平面。与离线分析和应用多平面模式详细观察颅内结构一样,3D 图像重建代表了 3D 超声的主要优势。断层重建的平面也可提供与其他诊断方法如 MRI 一样的可信的工具。3D 超声为正常和异常早期胚胎脑发育的研究提供了可能。

17 胎儿骨骼系统三维超声成像

17.1 二维超声检查胎儿骨骼的局限性

二维超声检查胎儿骨骼常仅限于观察容易扫查到的结构,常规筛查时,需测量长骨、在不同的切面上观察脊柱、显示胎儿手和脚。二维扫查不容易观察颅骨,除非通过间接观察头面的轮廓或通过双顶径切面观察。显示胎儿颅骨和骨骼其他部分的较好的途径是采用第8章介绍的 3D 或 4D 的最大透明模式,能够显示正常和异常胎儿的骨骼系统。联合正交三平面模式、断层模式或 VCI-Omniview 模式(参见第 3 ~ 5 章)有助于凸显最大模式下典型的骨结构。但是理想的方法仍然是如第 8 章所概述的,应用最大模式采集 3D 容积数据。最近研发的具有高分辨力的电子矩阵探头,可采用 VCI-A 实时 4D 的最大模式(参见第 4 章)成像。本章将介绍正常和异常骨骼的 3D 超声成像。

17.2 胎儿脊柱和肋骨三维成像

胎儿脊柱可以采用多种 3D 成像方法来显示,如第 8 章所述及图 17.1 ~ 图 17.6 所示。这些成像方法有利于获得不同时期脊柱中钙化的椎体、椎弓的良好图像。图 8.12 显示从早孕期到中孕期脊柱不同钙化程度的变化。容积数据导航分析也能够观察到椎体及其相应的椎间盘(图 17.3 ~ 图 17.5)。还可以应用"魔术剪"或多平面模式分别显示各椎体,见图17.5。冠状方向观察脊柱可显示肋骨的对称性和数量(图 17.1)。可运用 3D 成像评价不同类型的闭合和开放性脊柱裂的典型异常,例如脊髓膨出(图 17.7、图 17.8)、脊髓脊膜膨出

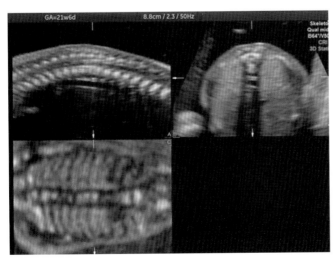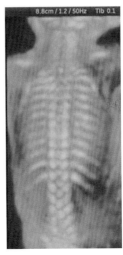

图 17.1 对 3D 容积数据采用正交三平面模式(左图)和最大模式(右图)显示 22 周胎儿脊柱

（图17.9）、脊膜膨出和脊髓脂肪膨出等。图17.1～图17.9为正常和异常胎儿脊柱的典型图像。其他椎体异常如半椎体，或更严重的异常如脊柱侧后凸畸形通过二维扫查常常可以获得诊断，但是应用3D超声最大容积模式可以反映其异常程度的全貌，如图17.10、图17.11。脊柱异常累及肋骨很常见，其或是独立的征象或是异常综合征的表现之一。图17.11～图17.13显示胎儿脊柱和肋骨异常的图像。

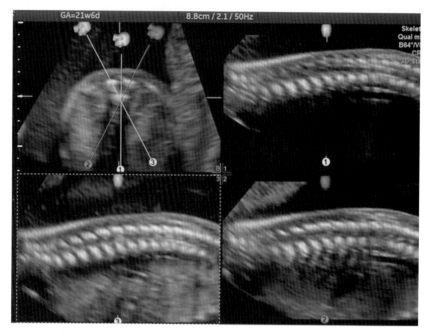

图17.2　获取静态3D容积数据后，可以采用Omniview模式显示感兴趣切面。在参考平面上的三条线（左上图）：黄色线显示脊柱的矢状切面（右上图），两条斜线（紫红色和蓝绿色）为显示脊柱椎弓和椎体的切面

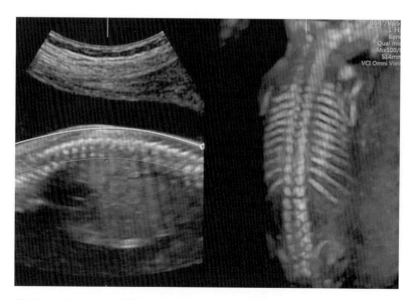

图17.3　Omniview也可以用在实时4D扫查过程中观察脊柱和肋骨。可以采用容积对比成像（VCI）（此处采用14mm厚度）联合最大模式成像

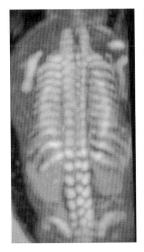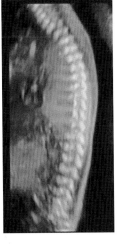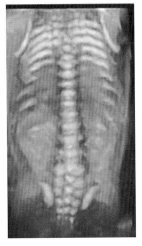

图 17.4　应用最大模式 3D 容积成像,图像可以旋转或改变观察的方向。左图:从背面观察脊柱和肋骨。中间图:从侧面观察显示脊柱背部皮肤完整。右图:从背面直接观察深部的椎体

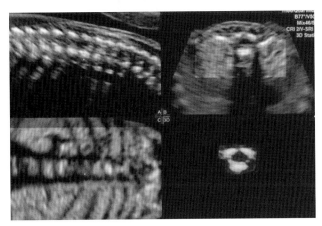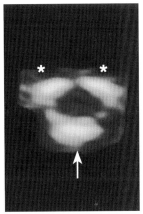

图 17.5　可以采用剪切方法选择性去除周边的解剖结构,例如剪出(左图)和放大(右图)一个椎体。在横切面上,可以显示三个钙化中心,即椎体(↑)和薄层的椎弓(＊)

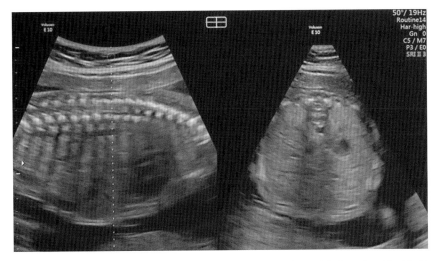

图 17.6　脊柱的实时双平面图。左图显示脊柱的矢状切面,同时显示双平面参考线处脊柱的横切面(右图)

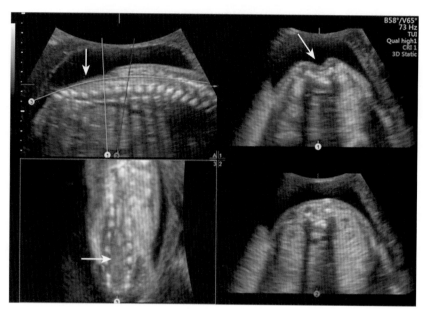

图 17.7 应用 Omniview 观察胎儿脊髓裂、脊髓膨出(箭头),显示病灶水平横切面(右上图),高于病灶上方的椎体横切面(右下图),以及直接显示病灶的冠状面(左下图)

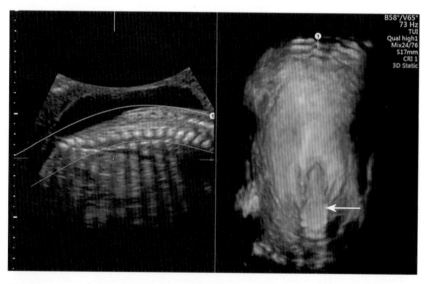

图 17.8 Omniview 结合 17mm 层厚的 VCI 成像,采用 VCI 的表面模式直接显示胎儿脊髓裂、脊髓膨出(箭头)

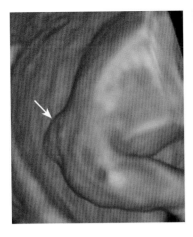
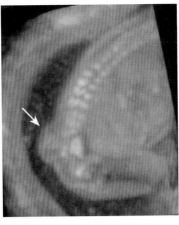

图 17.9 采用表面模式（左图）和最大模式（右图）显示胎儿腰骶部脊髓脊膜膨出（箭头）的背部侧面观

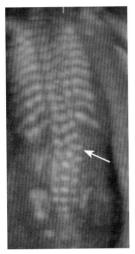
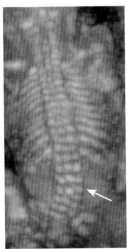
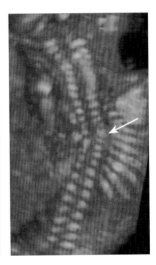

图 17.10 三例不同程度半椎体畸形（箭头）的最大模式成像。3D 最大模式成像很清楚地显示出病变的程度

图 17.11 胎儿严重脊柱和肋骨发育不全合并闭合性脊柱裂。从表面模式（左图）切换到最大模式（右图）可以更清晰显示病变

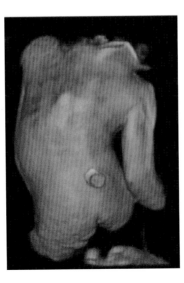
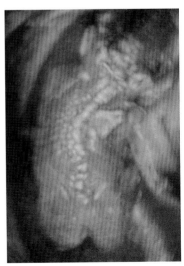

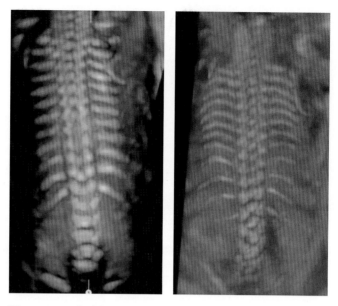

图 17.12 正常胎儿(左图)和一例罕见的骨骼疾病(右图)的脊柱最大模式成像。注意右图肋骨纤细和下段排列异常

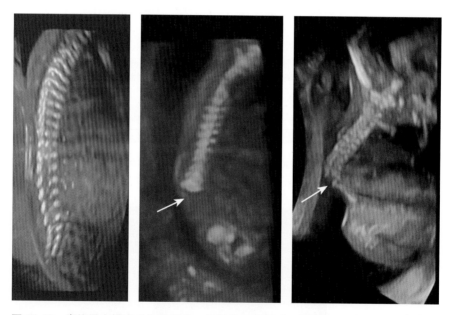

图 17.13 脊柱最大模式成像侧面观。左图为正常胎儿,中间图和右图为另外两例胎儿,可以看到腰骶椎中断,中间图为节段性脊柱发育不全,右侧为严重的尾椎退化综合征,孕妇有糖尿病

17.3 胎儿肢体三维成像

胎儿肢体 3D 成像不但可以采用表面模式,还可以启动最大模式显示其内骨性结构(图 17.14 ~ 图 17.18)。理想情况下,初始切面应该垂直上臂或腿的长轴(图 7.4、图 7.5、图

8.18)方可获得好的透明成像图。最佳条件是,3D扫查时上臂或下肢应呈水平位,容积范围应包括手和脚,这样可获得好的容积数据,但有时很困难。一旦成功获取容积数据,可完整显示肢体,据此可靠地明确正常或明确异常的程度(图17.14~图17.18)。累及上下肢的典型异常可能是复杂和表现多样的,可以是部分或完全的一侧肢体缺失,可以是桡骨发育不良,可以是各种骨短、骨弯曲或骨折或者是常见的足内翻。选择手的3D成像模式可以很好地显示孤立性的手畸形,包括多指、缺指、裂手或并指。

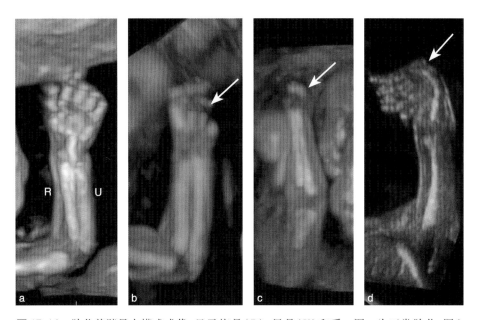

图17.14 胎儿前臂最大模式成像,显示桡骨(R)、尺骨(U)和手。图a为正常胎儿,图b为Apert综合征的并指畸形的"手套手",图c为缺手畸形,图d为桡骨缺失、尺骨短(箭头)以及手姿势异常

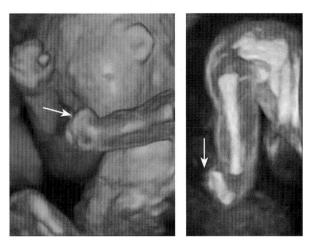

图17.15 胎儿前臂缺失的表面模式(左图)和最大模式(右图)成像

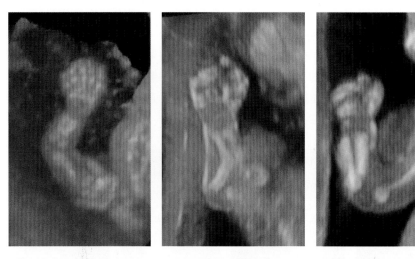

图 17.16 三例骨骼发育不良的胎儿上肢最大模式成像。左图为软骨外胚层发育不良的短肋多指综合征，中间图为成骨不全，右图为致死性骨发育不全

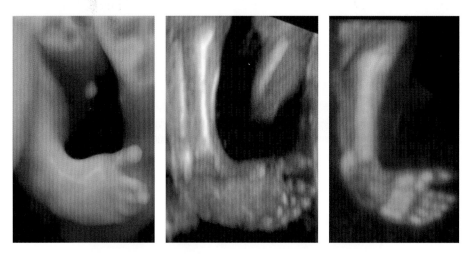

图 17.17 胎儿足内翻的表面模式成像（左图）、VCI-A 的最大模式成像（中间图）和静态 3D 最大模式成像（右图）

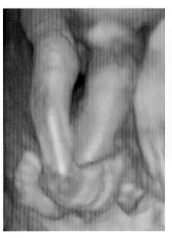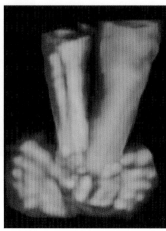

图 17.18 双侧足内翻的表面模式成像（左图）和最大模式成像（右图）

17.4   胎儿面部骨骼和颅骨三维成像

胎儿头部骨的 3D 成像涉及面骨(图 17.19)和其他颅骨及相关颅缝和前囟(图 17.20、图 17.21)。二维超声对这部分结构的检查具有局限性,3D 超声对骨成像则有无可比拟的优势,许多研究已经详细观察了正常与异常额缝的特征(图 17.19),发现了一些典型的异常表现,包括合并无叶全前脑的额缝融合,或与冠状缝早闭相关的 Apert 综合征的额缝增宽(图 17.19、图 18.19)。从前面或侧面成像可以很好地显示鼻骨短小或无钙化(图 8.15)。出现脑膨出或其他头部或面部瘤样占位时,3D 成像可以帮助评估是否有骨性结构缺损,并判断缺损大小。另外还可以显示额缝或前囟偶尔出现的额外骨成分,即所谓的 Wormian 骨,后者的临床意义尚未完全明了。

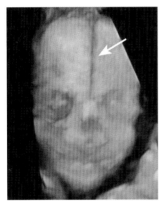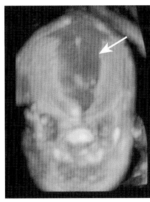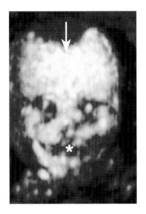

图 17.19   在胎儿面部骨性结构前方采用 3D 最大模式成像显示额骨和额缝。左图是正常胎儿,中间图为 Apert 综合征的胎儿,由于冠状缝早闭所致的额缝增宽,右图为全前脑并额缝早闭、唇裂、腭裂(*)的 13 三体综合征病例

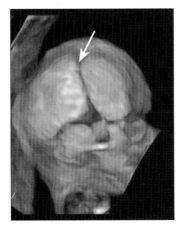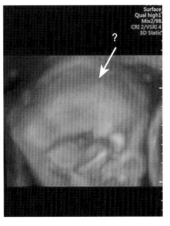

图 17.20   正常胎儿(左图)和 Apert 综合征冠状缝早闭胎儿(右图)的颅骨侧面的最大模式成像。左图的冠状缝可见(箭头),而右图则缝隙消失(? 箭头)

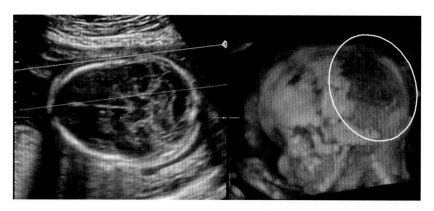

图 17.21 骨骼发育异常的胎儿，有不明原因的家族性锁骨颅骨发育不良。注意顶骨的钙化异常（圈），与图 17.20 的正常钙化不同

17.5 结论

应用 3D 容积成像详细检查胎儿骨骼，最大模式是较好的基本的成像模式。大多数骨骼检查中，3D 超声优于二维超声，与脊柱和肋骨、上下肢、面骨和颅骨有关的正常与异常结构很容易被识别出来。初始扫查条件要求合适的声束角度和高对比图像。采用最大模式可以清晰显示肢体和脊柱的异常，可以是孤立性，也可以是全身骨骼发育不良的一部分。在判断综合征性异常时，分析面部骨性结构和颅骨可能有重要帮助，但是要获得可靠的图像还需要学习并积累经验。

18　胎儿面部三维成像

18.1　胎儿面部二维和三维超声检查

　　胎儿面部二维超声检查通常着重于正中矢状切面以观察面部轮廓,以及面部冠状面显示双眼和口鼻三角。系统检查通常包含从左到右纵向扫查面部及轮廓,从眼睛、鼻子、唇到上下颌骨的横向扫查。二维扫查很少检查耳朵。面部轮廓是孕妇最期望看到的重要的图像之一,因为这是外行人能够容易辨认出来的为数不多的图像。但是目前胎儿面部最佳的显示方法是3D超声表面成像模式,如第7章和本章所述。

　　3D超声表面成像模式的主要优势在于能够在一张静态图像上显示完整的面部,由此获得胎儿的面部照片,增强母亲和孩子的密切联系。观察面部特征随孕周发生的变化也很重要(图18.1)。晚孕早期面部图像逐渐与新生儿期相似(见后),但是面部3D成像并非等同于表面模式,还包含其他成像模式,取决于临床需求,本章将做讨论。

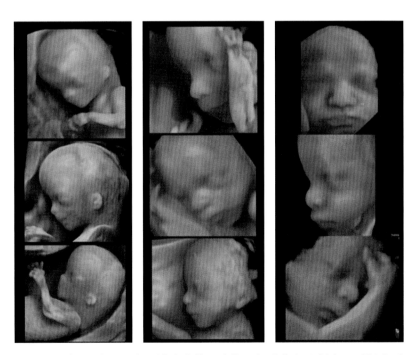

图18.1　胎儿面部3D表面模式成像。胎儿面部形状和比例在12周(左列图)、约22周(中列图)和33周(右列图)有明显的变化

18.2　胎儿面部多平面成像模式

　　面部多平面成像的容积采集最好以横切面为初始切面,面部朝前,初始切面上可见双侧

187

眼睛，或以显示面部轮廓的正中矢状切面为初始切面。采用三个正交的平面（图18.2）或采用断层模式（图18.3）进行容积数据分析，调整切面以显示面部所需观察的细节，例如前额、双眼、鼻子、嘴巴和下巴（图18.2～图18.4）。在一些情况下可以采用 Omniview 模式选择性地显示某些结构，例如正常胎儿的硬腭和软腭（图18.5），以及将此用于唇裂、腭裂的观察（图18.6）。图18.7显示一个小眼畸形胎儿面部的断层模式图像。

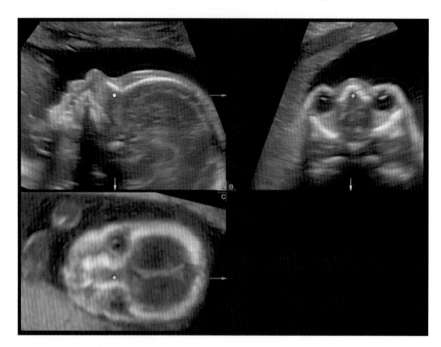

图18.2 面部正交三平面模式成像。定位的相交点放置在鼻部，然后做相应的旋转

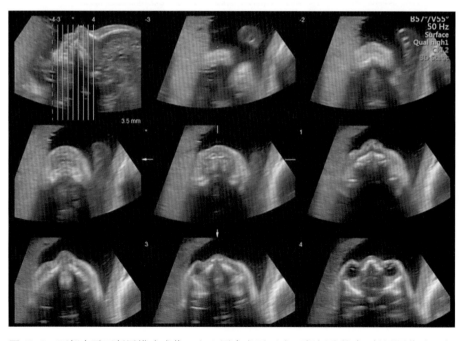

图18.3 面部多平面断层模式成像。左上图参考平面为面部侧脸轮廓，断层图像为面部从眼睛（右下图）到下颌（右上图）相平行的系列横切面

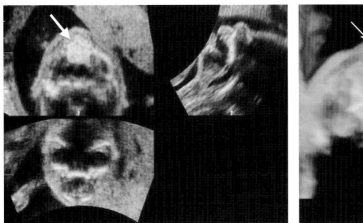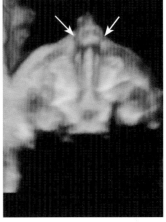

图 18.4 正常胎儿(左图)面部正交三平面模式显示硬腭(粗箭头),右图为胎儿双侧唇裂、腭裂(细箭头)

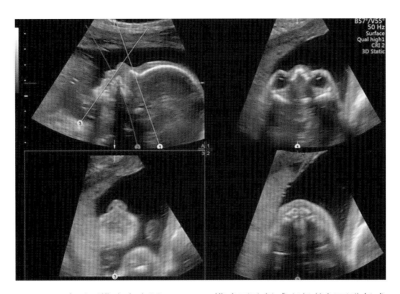

图 18.5 多平面模式中应用 Omniview 模式可选择感兴趣的切面进行成像。与面部矢状切面垂直的横切面分别以黄线、蓝绿线和紫红线为参考线所获得。右上图显示眼眶,左下图显示鼻、嘴三角区,右下图为上颌横切面(参见图 18.6)

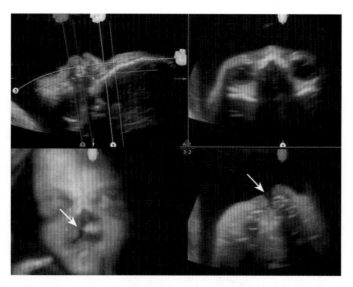

图18.6 胎儿一侧唇裂、腭裂的 Omniview 模式成像。选择三条定位线（黄色、蓝绿色和紫红色）获得不同的平面，再用 VCI 突出所选的感兴趣切面图像。两个眼眶显示正常，冠状切面（左下图）和横切面（右下图）显示缺陷处

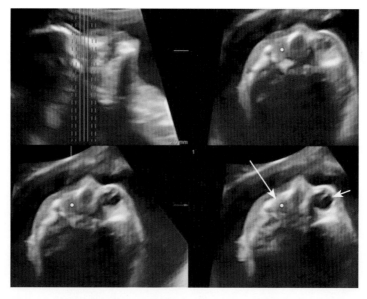

图18.7 胎儿单侧小眼畸形（长箭头）多平面断层模式成像。显示正常（短箭头）和异常（长箭头）眼眶的不同平面

18.3 正常胎儿面部3D/4D表面模式成像

胎儿面部3D、4D成像常常是学习3D容积成像的最基础和最重要的环节。在获取容积数据之前，需特别注意保证胎儿面部前方有足够的羊水，且没有无关结构（例如手或脐带）遮挡。要取得一个好的容积数据，扫查者应像摄影师一样，从胎儿面部的稍偏前侧方着手扫

查。我们的经验是,最重要的聚焦区域放在鼻子和嘴部,以此作为获取容积数据的中央点;采集框应足够大,包括面部的邻近结构。应强调 2D 和 3D 超声观察胎儿侧面轮廓的差异:图 18.8 和图 18.9 为两个均从胎儿侧面轮廓二维初始切面获得的 3D 面部图,图 18.8 的 3D 图像就不如图 18.9 的漂亮。为获得良好的面部 3D 图像,我们推荐在初始切面上,下巴、嘴、鼻子和前额应保持在同一水平线上,否则的话,如果嘴部低,嘴-下巴区域在 3D 上就无法辨认出来,如图 18.8 和图 18.9。如果在面部旁边有手或其他结构同时显示,3D 图像效果会更真实(图 18.10)。

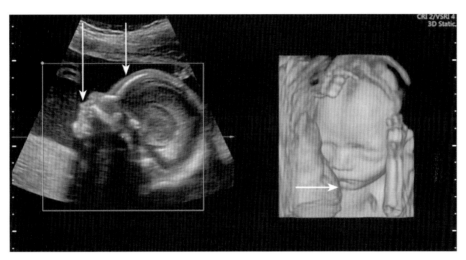

图 18.8　自胎儿侧脸轮廓采集静态 3D 容积,胎儿嘴和下巴位于图像远场(左图),意味着下巴距离探头较远,而前额则较近,这样采集的 3D 容积所做的表面成像不能全面观察到嘴-下巴区域(与图 18.9 相比较)

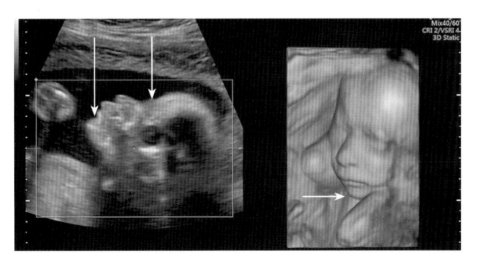

图 18.9　自胎儿侧脸轮廓采集静态 3D 容积,胎儿面部呈水平位,嘴巴、下巴和前额几乎在同一水平(左图)探头到下巴和前额的距离相近,获得较好的面部 3D 图,特别是嘴巴和下巴区域可以很好地显示(与图 18.8 相比较)

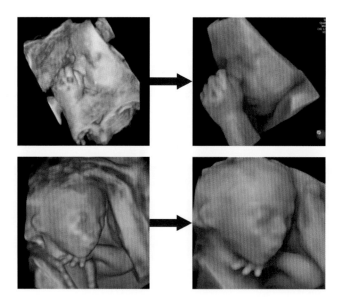

图 18.10 大多数胎儿面部 3D 图像可以采用魔术剪工具获得改善。这是两个例子,上图中手前面和头后面的结构被裁掉,下图中原图已经虽然不错,但颈部脐带可能给母亲带来担忧,这个问题采用魔术剪很容易解决(右图)

　　在获取 3D 容积数据后,有几个手动步骤可以明显改善最后图像效果(参见第 3 章)。首先用"魔术剪"功能把不需要的结构裁掉(图 18.10)。在某些情况下调整增益和阈值有助于降低遮挡及干扰的伪像。通过选择 HD-live 平滑模式可以使表面结构看起来像皮肤软组织一样,获得几近自然的效果。另外还可以通过增加声影和透明度进行软组织过滤来调整 3D 图像。可以调节光源的位置来自头顶部而非前方,使面部光亮(图 3.15)。图 18.11、图 18.12 所显示的就是应用前述方法采集容积数据、手动调节所获得的 3D 图像集。在 4D 超声检查过程中"魔术剪"和其他功能的应用价值有限,因为实际上因为胎动的影响,图像一直在改变。在实时 4D 扫描过程中,检查者主要关注面部的其他细节,例如张嘴、张眼睛、面部表情或脸前方的手动。图 18.13 和图 18.14 显示在连续 4D 扫查中观察到的胎儿面部表情的变化图。晚孕期 4D 超声检查特别有趣,此时面部扮鬼脸的表情更为清晰(图 18.13)。晚孕期胎儿面像很真实,与出生后的样子很像。图 18.15 为五个 28 周后胎儿侧脸轮廓 3D 图,特别展示了五个不同面部特征。图 18.16 为两个胎儿出生前 3D 图像和出生后的照片对比,都很相似。胎儿侧脸和耳朵的观察也是 3D 超声检查面部的一部分,在其他章节中讨论。

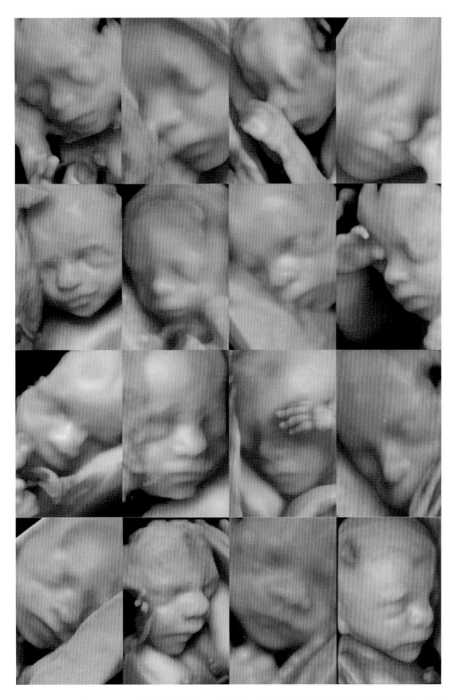

图 18.11 一组 20～25 周胎儿面部 3D 超声表面模式成像图。可以看到不同的面部表情,此期间的眼部稍突,眼睛总是闭着的,为正常表现

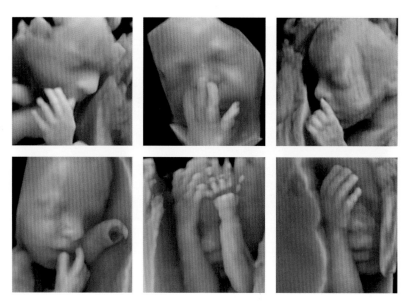

图 18.12 胎儿宫内典型的动作是把手放在头和脸前面，可以通过 3D 和 4D 成像方法观察

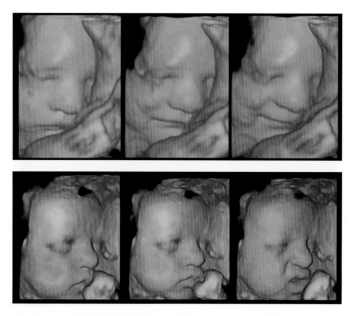

图 18.13 两例胎儿面部表情变化的 4D 动态图的截图。上图显示胎儿微笑，下图为胎儿做鬼脸

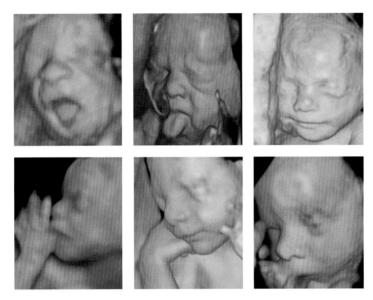

图 18.14 4D 超声扫查中常常可以观察到胎儿面部表情例如打哈欠、吞咽、伸舌、微笑、吸吮手指和睁眼

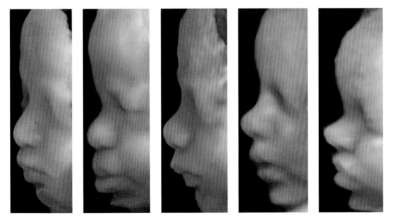

图 18.15 28 周后的晚孕期,胎儿开始表现出个性化的面部特征。鼻子、嘴巴的形状、脸部的比例、面颊的厚度等的差异使得胎儿面部各有特征,与出生后面部相似。此图显示五个不同胎儿的面部侧脸轮廓特征。父母常会将图像与前一个孩子或自己相比较

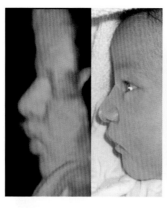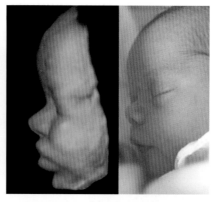

图 18.16 两个晚孕期胎儿侧脸轮廓 3D 图与出生后照片相比较，前额、鼻子和嘴巴出生前后都相同

18.4 胎儿面部异常的 3D/4D 成像

3D 超声从最早期开始至今，最主要的应用一直都集中在观察脸部的异常。除了二维超声的特征性表现以外，3D 表面成像仍然是主要的评价方法。这一成像模式很好地显示了面部对称性和可能观察到的结构，如前额、双眼、鼻子、嘴巴、下巴和耳朵。采用这种成像模式可以清晰显示和辨认一些畸形，如小头畸形、大头畸形（图 18.17）、面部畸形（图 18.18、图 18.19），各种类型唇裂腭裂（图 18.20）、皮赘（图 18.21）、唐氏综合征（图 18.22）和其他特殊面容如 Pierre-Robin 综合征，或 Binder 综合征的扁脸（图 18.23）。在本章中，读者可以将图 18.8 ~ 图 18.16 的正常胎儿面部 3D 图与图 18.17 ~ 图 18.24 的异常面部的 3D 图做一比较。

采用 3D 超声可以观察到二维超声难以清楚显示的正常或异常的脸颊和耳朵，而这是面部观察的内容之一（图 18.21、图 18.24、图 18.25）。图 18.25 显示了几例正常和异常耳朵 3D 图。

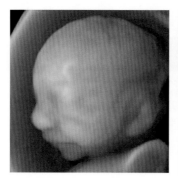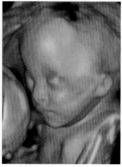

图 18.17 胎儿头的形状和大小异常。左图胎儿为小头畸形，右侧胎儿为 Apert 综合征的头大（参见图 18.19），注意前额和面中部不成比例

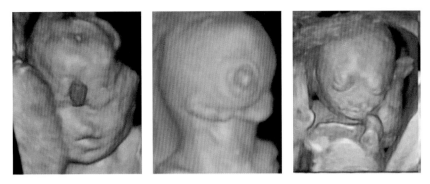

图 18.18　与全前脑相关的胎儿严重面部异常,包括眼睛、鼻子和嘴巴。左图为喙鼻,中间图为独眼、无下颌并耳畸形,右图为无鼻、面中裂和眼距过窄

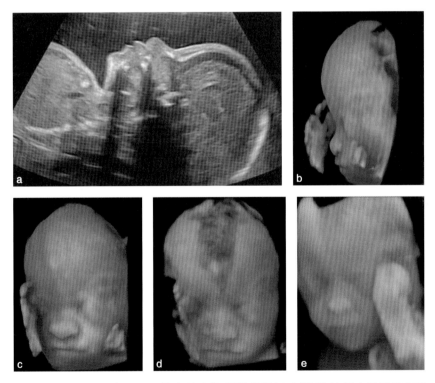

图 18.19　一个 23 周的 Apert 综合征胎儿,冠状缝早闭,额缝增宽,图中展示其典型的特征:图 a 为尖头的侧脸轮廓二维图,图 b 为前额突出,图 c 为大头合并眼距过宽和突眼,图 d 为增加透明度显示额缝增宽,图 e 胎儿手在面前方,呈典型的"手套手"

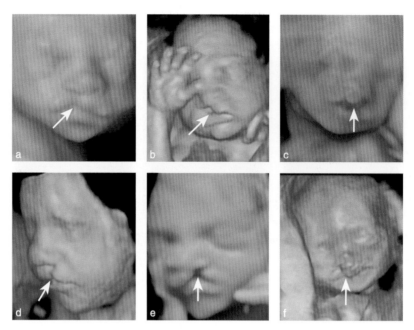

图 18.20　胎儿不同程度面裂（箭头）：单侧唇裂（a,d），中间外侧唇腭裂（b,e），中央性唇腭裂（c,f）

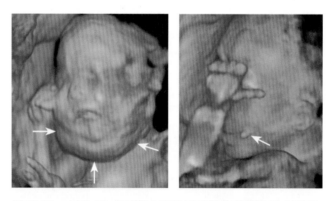

图 18.21　左图：3D 表面模式清晰显示胎儿颈部淋巴水囊瘤。右图：胎儿左面颊的皮赘

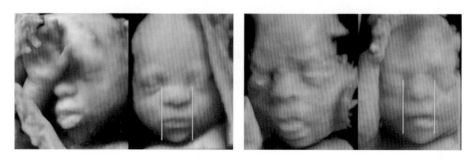

图 18.22　两例唐氏综合征胎儿面部表面模式成像。一些唐氏综合征胎儿可观察到张嘴（左图）。一个有趣的表现是鼻子和嘴巴的比例，唐氏综合征胎儿鼻子和嘴巴一样小，而正常的胎儿嘴巴比鼻子宽

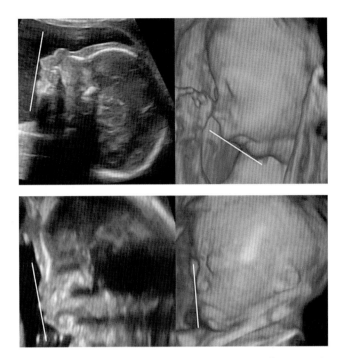

图 18.23　胎儿面部畸形的二维和 3D 超声图像。上图为
Pierre-Robin 综合征胎儿,二维图即可识别(左上图),从下巴
到上唇进行连线,此线距离前额很远,此方法也可以在 3D 面
部成像图上进行。下图是疑为 Binder 综合征或称 Binder 面容
的面中部发育不良,其潜在的病因最多见是点状骨骺发育不
良,本例有染色体异常

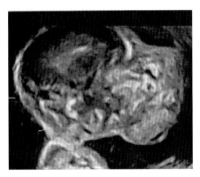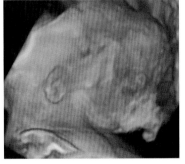

图 18.24　胎儿眼睛眼眶肿瘤的正交重建切面图(左图)和 3D 表面模式成
像(右图)

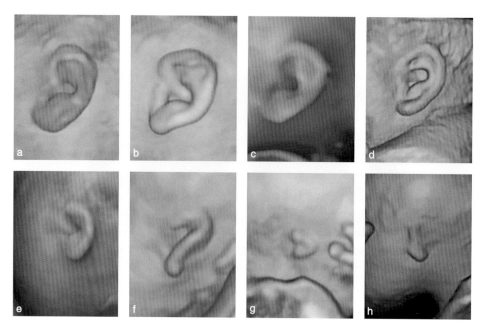

图 18.25 3D 超声能够很好地显示各种耳朵形状。上图 a ~ d 为正常耳朵，下图中，e 为唐氏综合征的耳朵小，f 为耳发育不良，g 和 h 为综合征性的小耳畸形

18.5 胎儿面骨三维成像

采用 3D 最大模式可以很好地显示胎儿面骨（参见第 7 章），可以通过静态 3D、4D 或 VCI-Omniview 模式获取容积数据。显示骨结构的最佳 3D 扫查方法是，降低增益获取容积数据，并增加二维的对比度，根据需要可以采用矢状切面或脸侧面为初始切面，取决于需要成像的部位。为了突出最大模式中的骨结构，VCI-Omniview 的层厚应选择 15 ~ 20mm。

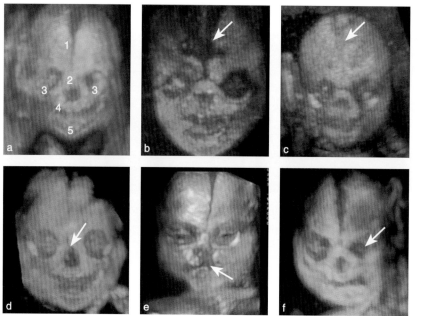

图 18.26 最大模式显示胎儿面骨。图 a 为正常胎儿，可显示典型的面部标志，即额缝（1）、鼻骨（2）、眼眶（3）、上颌（4）和下颌（5）。b ~ f 为各种面骨异常病例。图 b 为 Apert 综合征颅缝早闭合并额缝增宽；图 c 为额缝早闭；图 d 为鼻骨缺失；图 e 为唇腭裂；图 f 为左侧小眼畸形、两眼大小不同

面部正面观的最大模式成像可以显示出前面的面骨,包括额缝、双眼眶、鼻骨、上颌和下颌(图 18.26a),图 8.15、图 17.19 和图 18.26 为从这个方向显示的正常和异常声像。通过旋转这一 3D 图像还可能显示侧脸轮廓。侧面扫查获取容积数据可以对上颌、下颌和颅骨成像(图 4.9、图 4.15、图 8.17、图 17.20 和图 17.21)。面部背面成像,即脸的背后观(图18.27)被认为是观察面裂的新视角(图 18.28)。

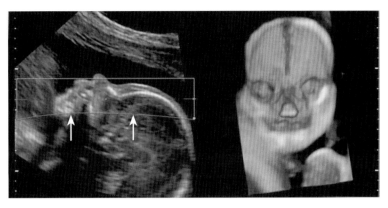

图 18.27 正常胎儿面部后方反向成像。这种成像方法从胎头内部向外观察,投射线从胎儿面部由内向外成像

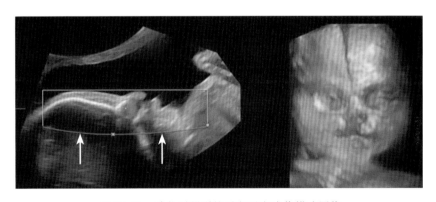

图 18.28 胎儿唇腭裂的后方反向成像模式图像

18.6 结论

尽管可以对不同结构不同部位进行各种 3D 成像,但胎儿面部 3D 和 4D 成像仍然是最常应用的检查,是初学 3D 超声的必经之路。多平面模式能够很好地显示面部畸形,但是 3D 表面模式可提供与出生后相似的面部立体图像。要想获得好的 3D 图像,需要在获取 3D 容积之前设置好二维灰阶条件,采集框要足够大,使取样范围包含面部周边结构如肢体,扫查声束从面部侧面而非从前面开始。手动调节应用"魔术剪"、不同表面模式和皮肤光滑模式能够得到非常真实的图像。晚孕期面部表情和扮鬼脸面容很明显,用 4D 超声观察最好。3D 可以很好地显示面部异常如面裂、眼睛、鼻子、唇和耳朵,以及一些异常综合征。但总的来说,3D 超声是在二维超声的基础上补充诊断信息。

19 胎儿胸腔和腹腔脏器的三维超声成像

19.1 简介

前述章节中讨论了胎儿超声心动图、中枢神经系统超声、面部和骨骼系统的 3D/4D 超声的应用,正常和异常胎儿腹、胸腔脏器也可以应用如第 1~5 章介绍的各种 3D 成像模式进行成像。一般认为,断层模式显示的信息比单一或单组图像所提供的信息更丰富。发现异常时,3D 容积成像往往比二维图像更能显示异常的程度。本章将讨论 3D 超声不同模式对于检查胎儿胸、腹腔脏器的可能应用,将用表格和病例来总结。

19.2 胎儿胸腔脏器

累及胸腔脏器(心脏除外)的典型异常包括先天性膈疝,主要表现为胸腔脏器移位(图 19.1~图 19.3)和同侧肺发育不良。肺的异常如先天性囊性腺瘤样畸形(CCAM)(图 19.5)、隔离肺(图 19.4~图 19.9)和其他囊性病变也可以应用 3D 超声观察。可以通过 3D 超声很好地判断胸腔积液的程度(图 19.10),其积液量也可以通过 3D 超声的 VOCAL 或 Sono-AVC 功能计算出来。断层模式是 3D 超声显示病灶及其邻近器官的最佳工具,但是最新的电子矩阵探头双平面成像模式(参见第 14 章)对于肺内病灶的范围及其邻近脏器的实时观察提供了可靠的、全面的成像模式。表 19.1~表 19.3 列出了观察胸腔内异常的 3D 超声模式。

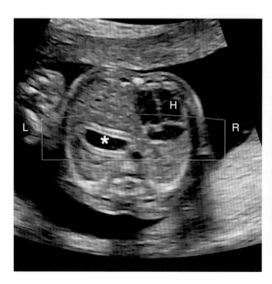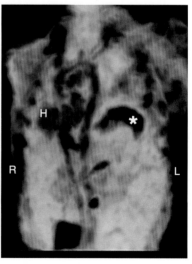

图 19.1 左图:胎儿左侧膈疝二维图像,胃泡(﹡)在胸腔左边(L),心脏(H)移位到右侧(R)。右图:冠状面 3D 最小模式成像,可显示胃泡和心脏并行排列,可与图 9.4 的正常胎儿相对比

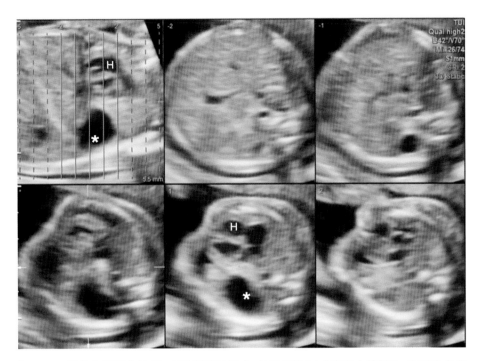

图 19.2　胎儿左侧膈疝的 3D 多平面断层模式,显示胃泡(＊)靠近心脏(H),也可以在左上图参考平面上观察到

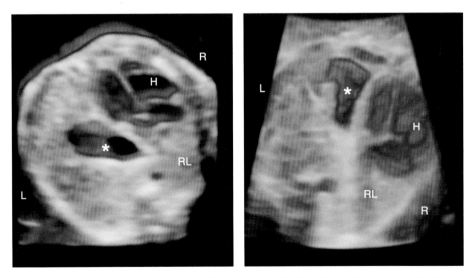

图 19.3　两例胎儿左侧膈疝的经胸腔横切面 3D 表面模式成像。胸腔内心脏右移(R),右肺(RL)可显示,但胃泡(＊)分别移到心脏左侧前部或后部。H:心脏

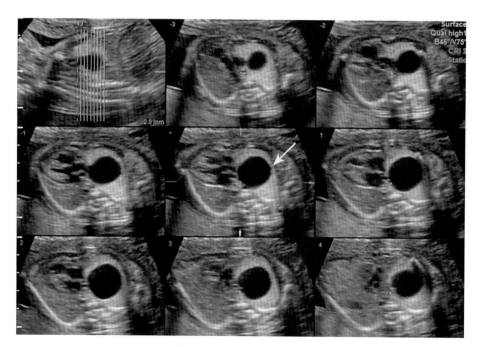

图 19.4 右侧胸腔内孤立性囊肿(箭头)的多平面断层模式,很可能是支气管源性囊肿,周围肺组织回声增高,但无囊性改变

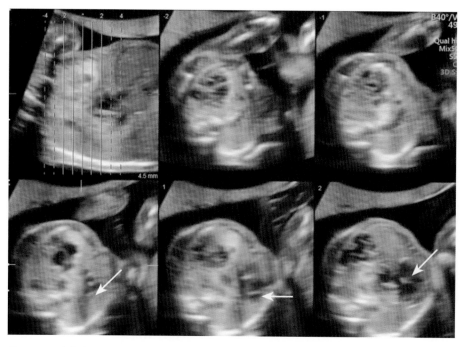

图 19.5 胎儿先天性囊性肺腺瘤样畸形(CCAM)的多平面断层模式图。箭头所指为右肺叶多发中等大小的囊

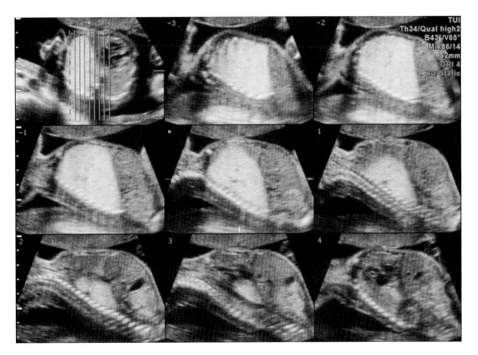

图 19.6 胎儿左侧肺回声增高、可疑为肺隔离症的多平面断层模式成像

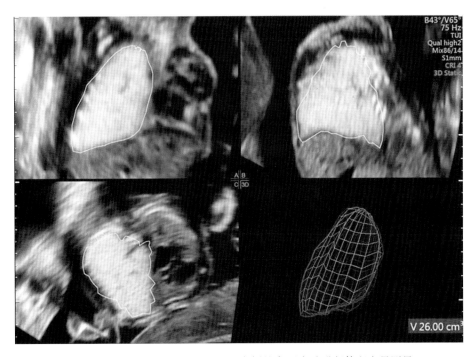

图 19.7 采用 VOCAL 工具对上一病例的高回声肺进行体积定量测量

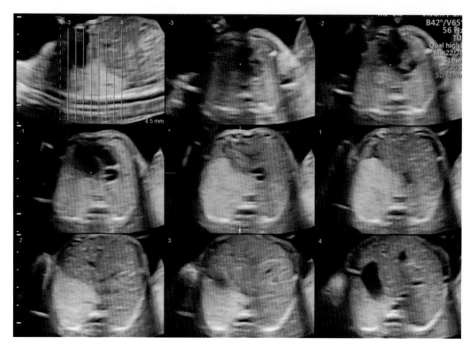

图 19.8 采用多平面断层模式显示胎儿肺部病灶的范围

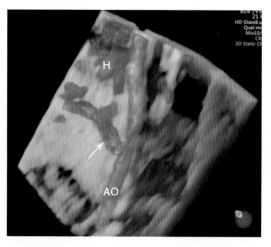

图 19.9 从降主动脉（AO）发出供血血管是肺隔离症的典型特征。应用 3D 玻璃体模式结合 HD-live 血流模式很清楚地显示这一特征。H：心脏

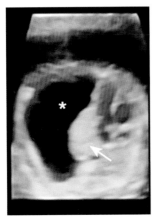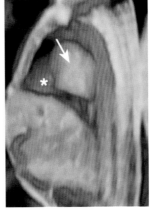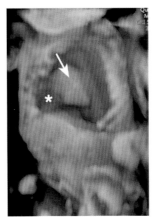

图 19.10 左侧胸腔积液(＊),心脏右移,左肺受压(箭头)。左图为从头侧向下看的最小模式图,中间图和右侧图分别为从胸腔左侧向右侧观的表面模式成像和亮度梯度模式联合 HD-live 模式成像

表 19.1 不同类型胸腔异常可选用的 3D 容积成像模式

异常类型	3D 技术
先天性膈疝	断层模式
	最小模式
	表面模式
	VOCAL 肺体积测量
先天性肺囊性腺瘤样畸形(CCAM)	断层模式
	最小模式
	Sono-AVC(液体体积计算)
肺隔离症	断层模式
	最小模式
	显示供血血管的玻璃体模式
胸腔积液	断层模式
	最小模式
	表面模式
	Sono-AVC(液体体积计算)

19.3 胎儿腹腔脏器

19.3.1 胃肠道

胃肠道异常包括胃泡的位置异常(例如内脏反位)、胃肠道梗阻(例如十二指肠闭锁、肠梗阻)(图 19.11、图 19.12)、腹壁缺损(图 19.13 ~ 图 19.16)。主要涉及肝内血管的肝脏内异常为 DV 缺失或下腔静脉肝内段离断并奇静脉连接(参见第 12 章)。采用 3D 的断层超声

成像（图6.23）或表面模式成像能够很好地显示孤立性或合并全身水肿的腹水征。有腹水征时使用表面模式成像可以获得"虚拟腹腔镜"的效果，见图19.17、图19.18。表19.2总结了涉及胃肠道异常的3D超声常用模式的应用建议。图19.11~图19.18为胃肠道异常的3D超声成像病例。

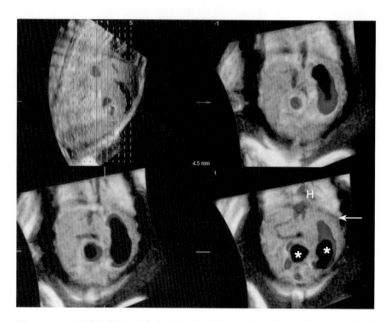

图19.11 27周的唐氏综合征胎儿的胸腹部断层模式图像。从前往后显示膈肌（箭头）、腹腔内扩张的胃泡和十二指肠（＊）的双泡征。双泡征采用容积成像模式成像更佳（见下图）。H：心脏

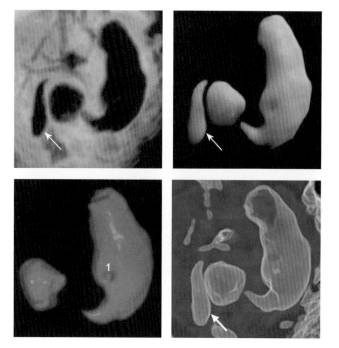

图19.12 最小模式（左上图）、反转模式结合HD-live（右上图）显示十二指肠闭锁的双泡征。左下图是采用Sono-AVC显示胃泡和十二指肠，右下图则是应用新近开发的轮廓剪影功能显示。胆囊（箭头）在这些图像中也可以显示出来

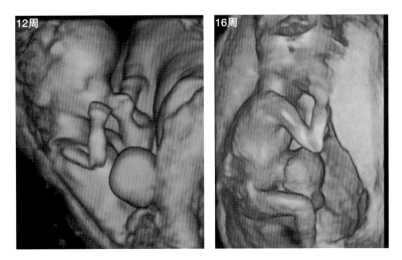

图 19. 13　12 周和 16 周胎儿脐膨出表面模式成像

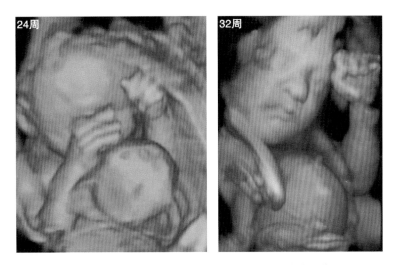

图 19. 14　胎儿脐膨出 24 周和 32 周的表面模式成像

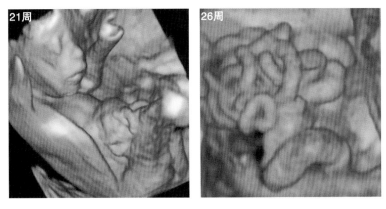

图 19. 15　腹裂畸形胎儿 21 周和 26 周的 3D 容积成像,孕周越大,肠管扩张越大(见下图)

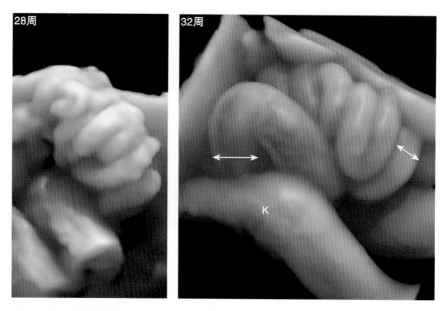

图 19.16 腹裂畸形胎儿28周3D表面模式成像,32周HD-live表面模式成像。晚孕期肠管多数扩张。晚孕期(右图)小肠(短箭头)与结肠(长箭头)容易辨别出来,特别是应用轮廓剪影工具可以突出显示肠管。K:膝部

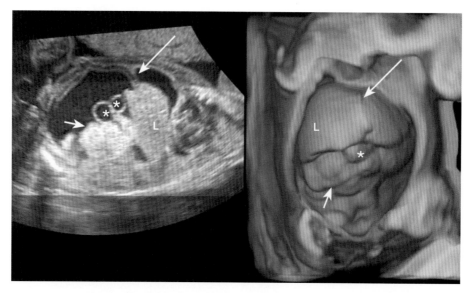

图 19.17 胎儿腹水征的二维图像(左图)与表面模式图(右图),后者可获得"虚拟腹腔镜"效果,很清楚地辨认出肝脏(L)、肠管(短箭头)及网膜囊(＊)。肠管和网膜不易被区分(见下图)。长箭头为脐静脉,产后在肝表面形成肝镰韧带

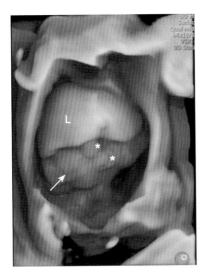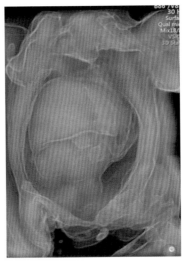

图 19.18　上图同一腹水症胎儿显示"虚拟腹腔镜"效果图,左图为低透视级别的 HD-live 模式,右图为高透视级别的轮廓剪影模式。网膜囊(＊)比肠子(箭头)显得透明。L:肝脏

表 19.2　胃肠道系统异常可选用的 3D 容积成像模式

异常类型	3D 技术
内脏反位	断层模式 最小模式
十二指肠梗阻	断层模式 最小模式/反转模式 Sono-AVC 模式
脐膨出/腹裂	断层模式 表面模式 玻璃体模式
肠梗阻	断层模式 最小模式
肝内血管病变	玻璃体模式 最小模式
腹水征	断层模式 最小模式 表面模式

19.3.2 泌尿生殖系统

泌尿生殖系统异常包括上、下尿路梗阻(图 19.19 ~ 图 19.22)、囊性肾发育不良(图 19.23 ~ 图 19.28)、肾脏异常增大如盆腔异位肾、马蹄肾和肾发育不全。卵巢囊肿(图 19.29 ~ 图 19.30)和外生殖器异常也归于此组,后者应用 3D 超声可以详细观察,有效地鉴别正常与异常(图 19.31)。表 19.3 总结了泌尿生殖系统常见异常的 3D 超声常用模式的应用建议。图 19.19 ~ 图 19.31 为泌尿生殖系病变的 3D 超声成像病例。

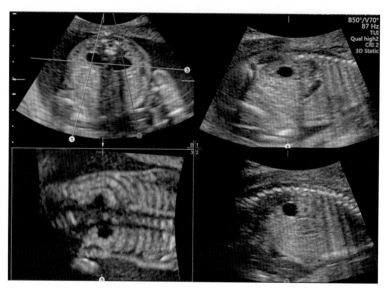

图 **19.19** 双侧肾盂积液的 Omniview 多平面模式成像。三条线置于可显示左右肾,前-后面观,以及冠状切面(左下图)

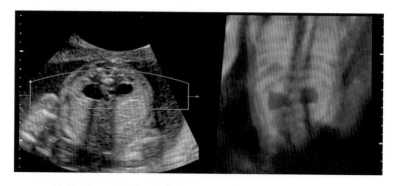

图 **19.20** 双侧肾盂积液的 3D 最小模式显示双侧扩张肾盂

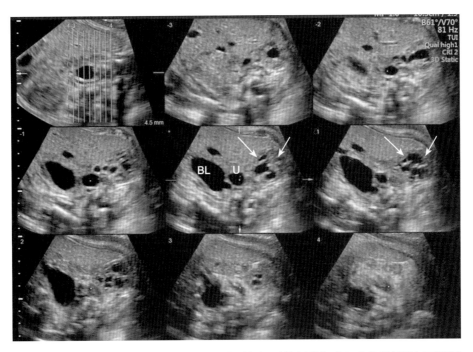

图 19.21 胎儿膀胱-输尿管反流合并肾积水(箭头)及输尿管扭曲(U)的腹部横切面断层模式成像。3D 容积成像较好地显示这些病变。BL:膀胱

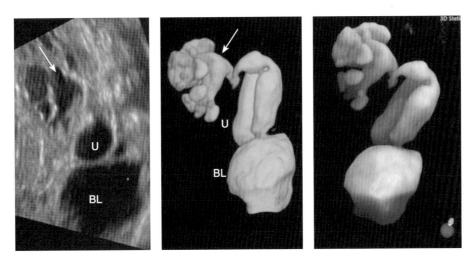

图 19.22 胎儿膀胱输尿管反流并肾积水的二维(左图)声像图、反转模式成像图(中间图和右图)。在冠状面上,膀胱(BL)和扩张扭曲的输尿管(U)可以很好地辨识

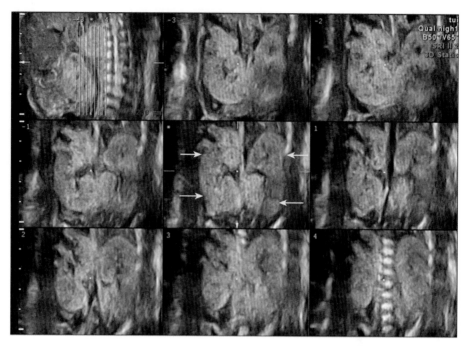

图 19.23 断层模式显示胎儿常染色体隐性遗传多囊性肾病的双侧多囊性肾发育不良(箭头),提供了全面的观察信息

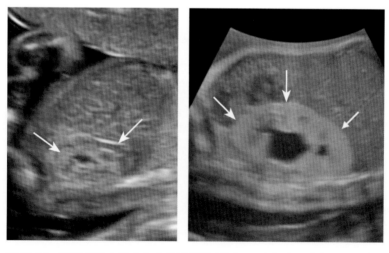

图 19.24 采用 VCI-A 技术突出显示肾脏(箭头)。左侧为正常肾脏,右侧为增大的多囊性发育不良肾脏

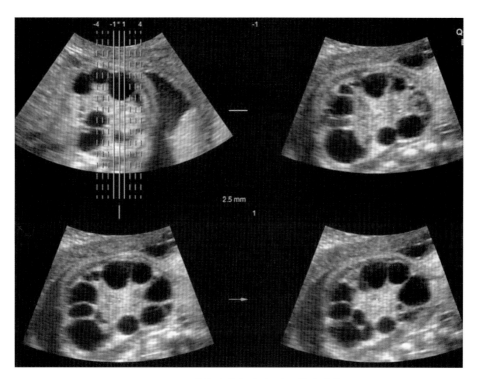

图 19.25 胎儿多囊肾的多平面模式成像

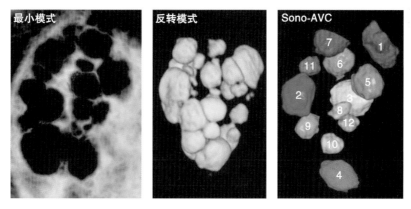

图 19.26 同前一多囊肾胎儿,应用 3D 最小模式和反转模式观察多囊肾。在合适的角度可以观察到各个囊腔,还可以应用液体体积测量(Sono-AVC)对各个囊泡进行计算(参见第 15 章及下图)

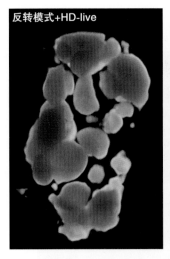
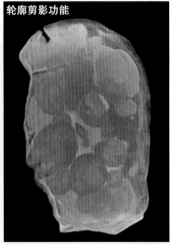

图 19. 27 同前一多囊肾胎儿。容积模式选用反转模式结合 HD-live 模式,但左图中光源调整到自肾后方发出,右图则应用了轮廓剪影功能

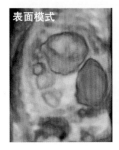
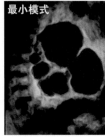
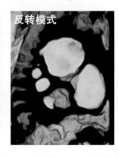
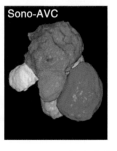

图 19. 28 多囊性肾发育不良病例肾的表面模式、最小模式、反转模式和 Sono-AVC 模式成像

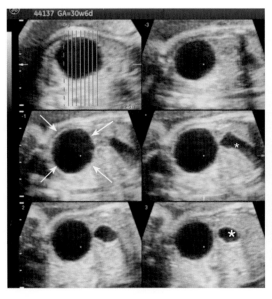
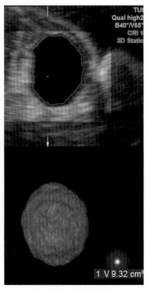

图 19. 29 断层模式成像显示 30 周胎儿左下腹、胃(＊)下方孤立性囊肿(箭头)。女性胎儿可能的诊断是卵巢囊肿。典型的声像特征为囊内无回声。右图应用 Sono-AVC 可计算出囊肿的容积,与下图对比

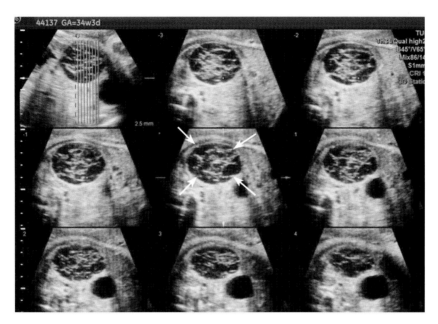

图 19.30 同上一胎儿,卵巢囊肿(箭头)4 周后囊内出血

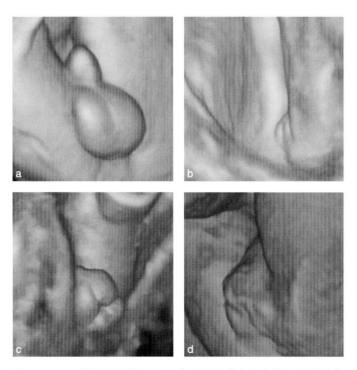

图 19.31 正常男性胎儿(a)、正常女性胎儿(b)和外生殖器异常胎儿(c、d)的外生殖器 3D 表面模式成像

表 19.3　泌尿系统异常可选用的 3D 容积成像模式

异常类型	3D 技术
肾盂积液,肾积水,输尿管移形处梗阻,膀胱输尿管反流,重复肾并输尿管囊肿	断层模式 最小模式 反转模式 Sono-AVC
巨膀胱	断层模式 最小模式/反转模式 表面模式
多囊肾或多囊性肾发育不良	断层模式 最小模式 反转模式 Sono-AVC
马蹄肾,盆腔异位肾	断层模式 Omniview 模式 容积对比成像模式
外生殖器异常	表面模式 断层模式
肾发育不良	断层模式 玻璃体模式 容积对比成像模式

19.4　结论

　　胸腹腔脏器包括胃肠、泌尿系统可以应用 3D 多平面和容积模式显示。从临床角度出发,这些结构异常的最重要的 3D 成像方法是断层模式,可以显示病变程度及其比邻结构。而且对于积液性病变,例如胸腔积液、腹水、十二指肠闭锁、肾盂积液或囊性肾病变,或对于体表异常例如脐膨出、腹裂或生殖器异常,容积成像可提供更为完整的病灶立体图像信息。

20 胎儿心脏超声心动图的 STIC 和三维/四维成像

20.1 胎儿心脏的二维超声检查

胎儿心脏超声检查应显示一系列的标准切面,包括上腹部横切面、四腔心切面、五腔心切面、短轴切面、三血管气管切面,以及必要时显示主动脉弓、导管弓和静脉。应用灰阶超声结合彩色多普勒超声观察收缩期、舒张期心脏各腔室和血管的血流动力学,可以提高诊断的准确性。心房、心室和房室瓣可以在单一四腔心上同时显示,而大血管只能通过倾斜探头来依次显示其起始部和相互的空间关系。很多时候胎儿心脏超声检查后需要通过分析存储的静态图像或动态图进行离线分析或会诊,其局限性在于,只能分析检查者所看到的异常、所留下的图,而 3D/4D 胎儿超声心动图可以针对此局限性提供重要的解决方法,将在本章节介绍。

20.2 胎儿心脏超声容积数据的采集

已在第 1 章介绍了获取胎儿心脏 3D 容积数据方法,可以采用机械或电子探头的 3D、STIC 或 4D 模式采集。采集的类型取决于需解决的问题,方法学已在第 1 章介绍。

静态 3D 采集:此方法速度快,分辨力高,其局限性在于室壁和血管搏动会产生运动伪像。尽管如此,对于不受管壁运动影响的心腔和大血管解剖结构的观察来说,所获取的高分辨力的容积数据多数可以接受,比如瓣膜闭锁或运动受限,通过观察静态心脏结构大小及其相关性可得到可靠的数据。静态 3D 结合彩色多普勒超声则不太可靠,因为血流方向取决于心跳周期。笔者倾向于静态 3D 结合能量多普勒采集容积数据,单一的血流色彩特别适用于显示血管的走行。

STIC 采集:是最佳的心脏容积采集模式,用于胎儿心脏结构和运动的离线分析效果较理想。STIC 采集可以结合灰阶(图 20.1)、彩色多普勒(图 20.2)、能量多普勒和 B-flow 模式。采集容积数据前,建议调节彩色多普勒条件,以清晰显示心脏和血管内的血流(参见第 1章)。采集时的初始切面主要取决于感兴趣区域及可疑的病变。若要显示心腔,最佳的初始切面是四腔心或五腔心切面,而若为了观察大血管位置及其走行,则初始切面应选择上纵隔的横切面。要显示主动脉弓或导管弓或腹部血管,则选择纵切面或斜切面。

电子矩阵探头的 4D 采集:采用这种探头,4D 超声可以每秒显示 20~30 个容积,接近实时显示。4D 超声可以在不同模式下扫查,如正交切面或断层切面模式,或 3D 容积模式。也可以结合彩色多普勒,但是帧频通常太低。4D 与 VCI-A 模式联合(参见第 4 章)较有意义,可获得高对比度图像,因为所获得的是薄层容积图像,而非 4D 容积或单幅 2D 切面图。采用此探头还可以分析心律失常。联合 3D 的不同模式,例如彩色多普勒模式或反转模式,4D

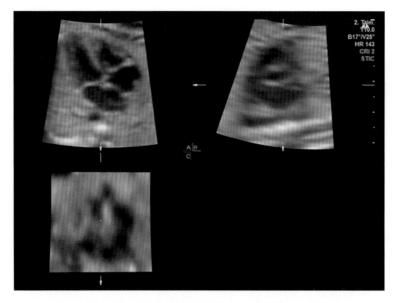

图 20.1 胎儿心脏 STIC 容积显示三个正交平面 A、B 和 C

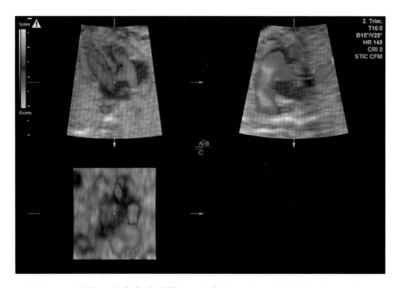

图 20.2 胎儿心脏彩色多普勒 STIC 容积显示三个正交平面 A、B 和 C

成像将可能带来更多新的有意思的用途。

20.3 胎儿超声心动图的三维/四维多平面重建

胎儿心脏超声检查是通过扫查连续的相邻切面，显示出感兴趣区域的典型结构。这些切面可以通过对已采集的容积数据，采用正交三平面模式（图 20.1、图 20.2）、断层模式（图 20.3～图 20.5）或有选择性的 Omniview 平面（图 20.6、图 20.7）来显示。联合彩色多普勒模式能够评估心室腔和大血管收缩、舒张期情况。好的静态 3D 或 STIC 容积数据能够重建出心脏的任意切面。STIC 容积数据存储为可以无限次回放的一个虚拟心动周期，可以放慢速度回放观察,并可定格于心动周期任一时相,使得心动周期中不同时相的图像信息都可被分析(图 20.8)。启动彩色多普勒超声采集 STIC 容积数据,特别适用于心内血流动力学改变的分析。由于容积数据包括了整个心脏的信息,任意切面(感兴趣切面)都可以离线重建,前述的典型切面均可以从容积数据中调取出来,像在体扫查一样进行所需检查。可以在正交三平面模式、断层模式或 Omniview 平面模式上获取任意单幅图像。重建的灰阶图像的质量可

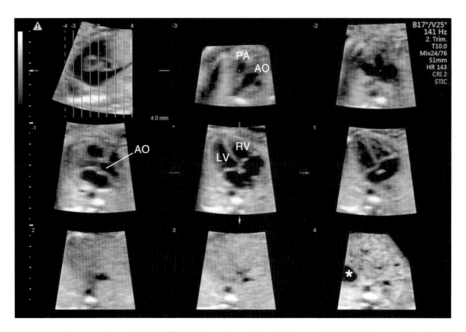

图 20.3　心脏 SITC 容积的断层模式同时显示心脏检查各切面,例如含胃泡(＊)的腹部横切面、心脏四腔心切面、上纵隔的主动脉(AO)和肺动脉(PA)。LV:左心室,RV:右心室

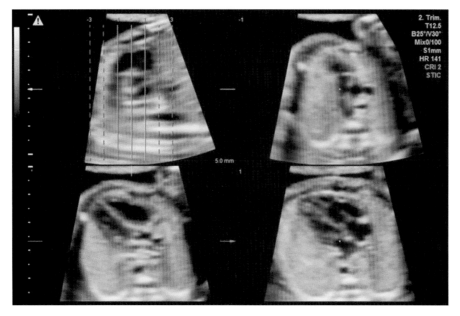

图 20.4　STIC 容积的断层模式同时显示最重要的三个切面:四腔心切面、五腔心切面和三血管-气管切面

以通过增加 VCI 或 SRI 功能进行改善（参见第 4 章）。一些临床研究证实了这些容积数据可以获得可靠的离线诊断，因此可以通过传输数据会诊，或用于胎儿超声心动图的教学。特别是应用于教学，这一方法非常理想，因为在 STIC 上可以模仿心脏检查过程，检查者可以应用心脏异常的容积数据，学习如何定位标准切面获得诊断信息。图 20.1～图 20.11 以不同的多平面模式显示了一些正常和异常的心脏病例。双平面模式扫查胎儿心脏提供了重要的辅助信息，已在第 14 章中介绍。

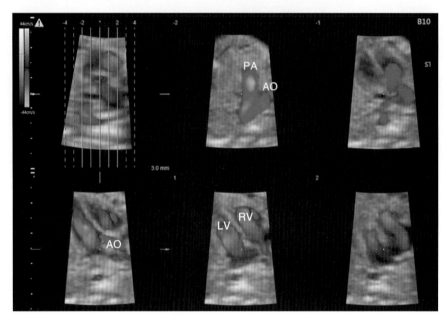

图 20.5　彩色多普勒 STIC 容积断层模式，四腔心切面显示右心室（RV）和左心室（LV）舒张期血流充盈，五腔心切面显示收缩期主动脉（AO）血流充盈，三血管-气管切面显示肺动脉（PA）和主动脉（AO）

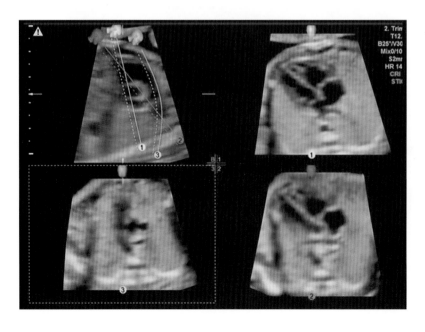

图 20.6　STIC 容积的 Omniview 模式。右上图参考平面为心脏的矢状切面，通过任意切割的取样线，可以获得标准的四腔心切面（右上图的平面 1）、五腔心切面（右下图的平面 2）以及三血管-气管切面（左下图的平面 3）

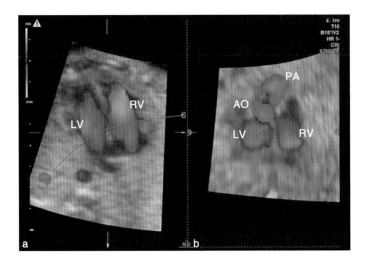

图 20.7　彩色多普勒 STIC 容积的 Omniview 模式,曲线取样线通过房室瓣和大血管起始水平,可直接获得图 b 所示的右心室和左心室通过房室瓣的血流信号,显示大血管根部排列关系,主动脉(AO)位于房室瓣之间,肺动脉(PA)位于其右前

图 20.8　采用 STIC 容积可以选择性显示心动周期的不同时相四腔心切面。图为收缩期(a)和瓣膜开放的舒张期(b)四腔心切面

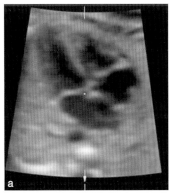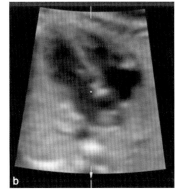

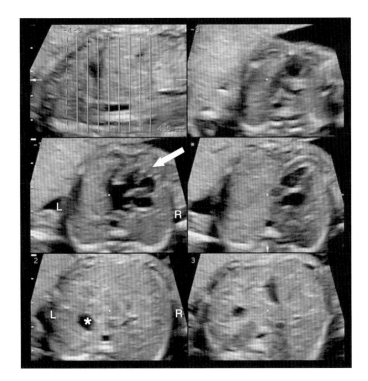

图 20.9　STIC 容积的断层模式显示胎儿右旋心,心脏位于右侧(箭头),胃泡(＊)位于左侧,心轴朝向右(R)。L:左侧

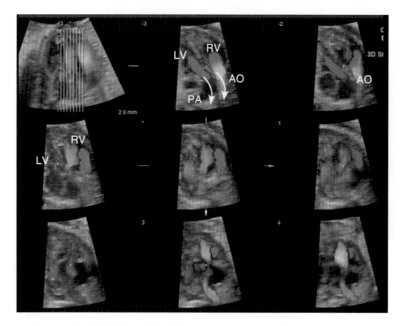

图 20.10 大动脉转位的彩色多普勒 STIC 容积断层模式,与正常胎儿(参见图 20.5)比较,主动脉(AO)和肺动脉(PA)平行走行(箭头)。RV:右心室,LV:左心室

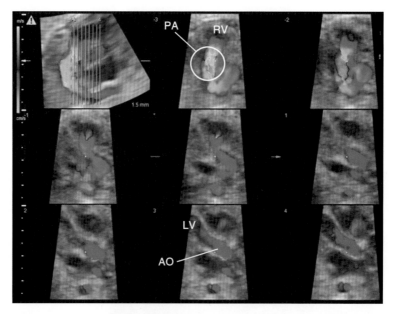

图 20.11 肺动脉闭锁彩色多普勒 STIC 容积断层模式,五腔心切面显示主动脉(AO)起始正常,但肺动脉(PA)内可见湍流(圈)

20.4 胎儿心脏三维/四维容积成像

与胎儿面部的表面模式成像相似,心脏 3D 容积数据也可以采用不同 3D 模式成像。立体容积模式成像可以专门显示心室和大血管的壁和内腔,或突出显示心脏内的血流及相应的血管。

常用的几种立体容积模式:采用表面模式可突出显示心腔和心壁的界面,方法学方面请参照第 7 章。图 20.12 ~ 图 20.14 展示正常和异常四腔心切面。

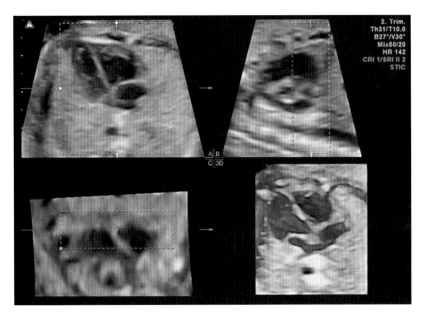

图 20.12　STIC 容积的四腔心切面表面模式成像,将绿线置于主动脉起始处的四腔心切面获得

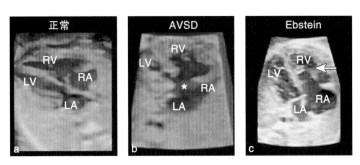

图 20.13　STIC 容积的四腔心切面表面模式成像,在正常胎儿(a)可清楚显示右心室(RV)、左心室(LV)、右心房(RA)和左心房(LA),图 b 为房室间隔缺损(AVSD)(＊),图 c 为 Ebstein 畸形,右心室内的三尖瓣位置较低(箭头)

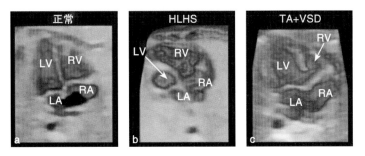

图 20.14　STIC 容积的四腔心切面表面模式成像,在正常胎儿(a)可清楚显示右心室(RV)、左心室(LV)、右心房(RA)和左心房(LA),图 b 显示左心发育不良综合征(HLHS)的左心室小,图 c 显示右心室发育不良、三尖瓣闭锁及室间隔缺损(TA+VSD)

采用模仿 X 线投照的最小模式成像可能获得有趣的重建图像（图 20.15），这种特殊的成像方法在第 9 章做了全面的解释。最近几年这种方法很少用上，主要是因为发展了其他更好的 3D 立体容积模式。采用反转模式可获得更加有创意的图像，心脏的各腔室和大血管像一个数字化的 3D 模型，已在第 10 章、图 10.1～图 10.3 作了介绍，这一模式可以观察大血管的立体走行，如图 20.16。

单纯采用玻璃体模式（图 20.17）或联合 HD-live 血流（图 20.18）（在第 12 章介绍）使得检查者可以得到最好的心腔和大血管血流的立体图像。心室切面的异常（图 20.19）以及大血管的立体走行（图 20.20～图 20.22）也可以采用这种方法显示出来。玻璃体模式可以很好地应用于大血管走行异常，例如右位主动脉弓或双主动脉弓，以及大动脉转位，还可以用来观察动脉发育不良或血管走行异常。

静态 3D 或 STIC 模式联合 B-flow 模式（参见第 13 章）很有意思，对血流很敏感的 B-flow 模式不但可以观察大血管，也可以用于观察小血管例如肺动脉和静脉分支。但是根据笔者的经验，在观察小血管的立体图像方面，应用 3D 或 4D 联合 B-flow 模式较其他模式复杂，笔者更倾向于前面介绍的 3D 或 STIC 联合 HD-live 的方法。应用 VOCAL 或 Sono-AVC 功能来计算射血分数或其他容量，提供了一个有趣的方法，但目前主要用于研究而非临床实践。

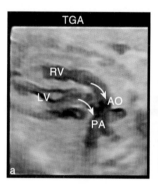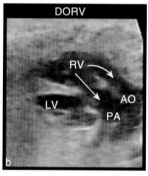

图 20.15　STIC 容积最小模式成像，图 a 显示大动脉转位（TGA）的主动脉（AO）发自右心室（RV），肺动脉（PA）发自左心室（LV）。图 b 为右室双出口（DORV），主动脉和肺动脉都发自右心室

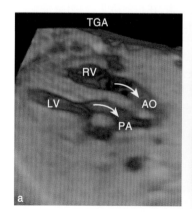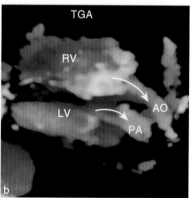

图 20.16　胎儿大动脉转位（TGA）的 STIC 容积表面模式（a）和反转模式（b）成像，显示主动脉（AO）起自右心室（RV），肺动脉（PA）起自左心室（LV）

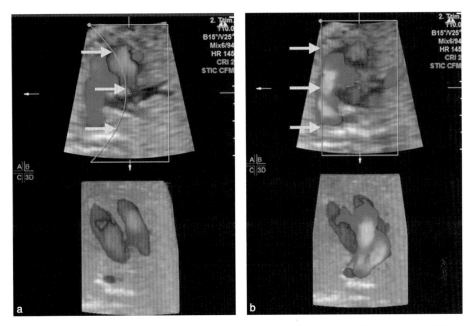

图 20.17 彩色多普勒 STIC 容积的玻璃体模式成像。左右两列图像提示,根据取样框的指示线(箭头)不同,可获得的不同的立体图像信息。左图 a 中,绿色指示线(左上图)置于主动脉根部,则仅显示舒张期四腔心;右图 b 中指示线置于大血管上方(右上图),获得的心脏立体图像则包含了四腔心及其上方的大血管

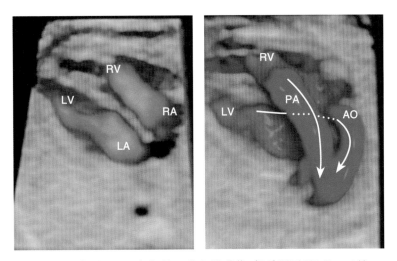

图 20.18 与图 20.17 相似的正常心脏成像,但采用了 HD-live 工具,增加了光源,与图 20.20 ~ 图 20.22 相比较,有光影的亮-暗效果增加了 3D 立体感

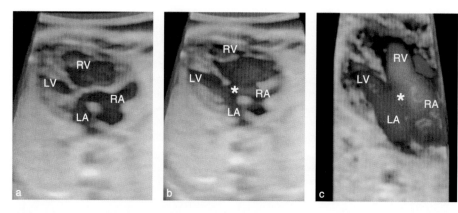

图 20.19 胎儿房室间隔缺损,图 a 为收缩期瓣膜关闭,图 b 为舒张期瓣膜打开,清晰显示中间缺损(＊)。图 c 为彩色多普勒和 HD-live 模式成像,显示中部大缺损处的心房流向心室血流(＊)。RA:右心房,LA:左心房,RV:右心室,LV:左心室

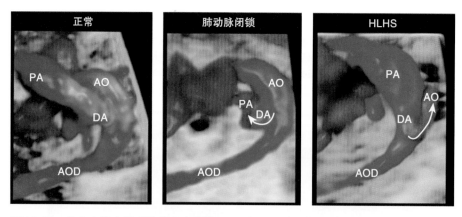

图 20.20 从大血管左侧观的彩色多普勒 STIC 容积的玻璃体模式结合 HD-live flow 模式成像。左图为正常表现,清楚显示主动脉(AO)与肺动脉(PA)交叉,汇入降主动脉(AOD)。中间图为肺动脉闭锁,动脉导管扭曲,血流反向(DA)。右图为左心发育不良综合征(HLHS),清晰显示细小狭窄的主动脉弓反向血流

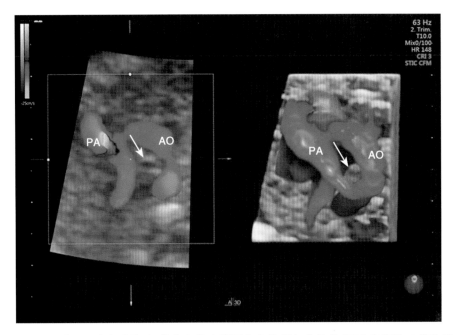

图 20. 21　胎儿右位主动脉弓,从大血管中纵隔方向的彩色多普勒 STIC 容积的玻璃体模式结合 HD-live flow 模式成像。左图中气管(箭头)在右侧的主动脉弓(AO)与左侧的肺动脉(PA)之间。右侧的 3D 图则更清晰显示大血管汇合连接降主动脉的空间关系

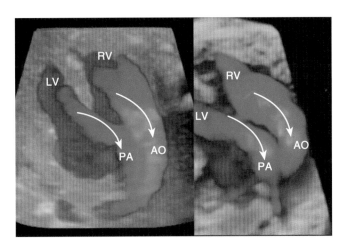

图 20. 22　彩色多普勒 STIC 容积的玻璃体成像(左图)及结合 HD-live flow 模式成像(右图),为两例不同的大动脉转位。见图 20.16 图说明

20.5　结论

3D/4D 心脏超声技术是胎儿超声心动图领域的革新,其重要的优势在于既可以获得心脏大血管的立体图像,又可以对容积数据进行离线分析,获得所需的任意重建切面。在发展和应用胎儿心脏 3D 和 STIC 方面,还需努力改善容积数据采集的便捷性、压缩数据所占空间及增进心脏内标志性结构的自动辨识功能,以便在常规扫查中可以应用高效软件,例如 Sono-VCAD 软件。

21 早期妊娠中三维超声的应用

21.1 简介

随着孕 11 ~ 14 周早孕超声检测 NT 的广泛应用,早孕期超声筛查引起了大家的重视。应用高频经腹和经阴道探头为早期诊断胎儿畸形打开了一扇窗口。从很早期超声证实有胎心搏动开始,一直到 14 周,胎儿脑、心脏、面部、四肢及其他器官的发育过程都能够被检查出来。在此期间,胎儿全身的 3D 成像可以通过表面模式及其他辅助的容积模式显示出来,将在本章介绍。可以做经腹扫查(图 21.1a)显示胎儿,但是经阴道扫查可以获取更好的图像分辨力(图 21.1b)。除了图 21.1a 和图 21.2 以外,本章的其他图像均为采用经阴道 3D 超声获取。其他章节中所介绍的不同容积成像模式都可以应用于早孕期(图 21.2)。

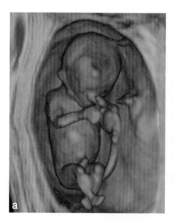
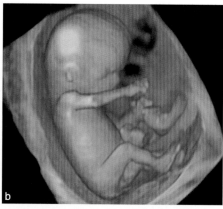

图 21.1　12 周胎儿 3D 表面模式成像完整显示胎儿全貌。图 a 为经腹扫查,图 b 为经阴道扫查,图 b 分辨力更好

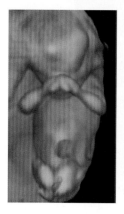
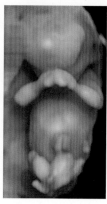
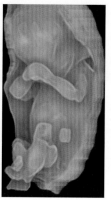
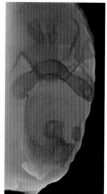

图 21.2　经腹扫查获得 3D 容积的表面成像和不同的容积模式成像。从左到右为:梯度亮度模式、HD-live 模式、HD-live 结合轮廓剪影功能,以及 HD-live 结合背部光源的轮廓剪影功能

21.2 早孕期三维容积成像模式

早孕期表面模式最为常用,可获得胚胎和胎儿发育的最佳图像。应用3D表面模式获取的胚胎图像类似照相获得的相片和胚胎学的绘图,如图21.3所示。

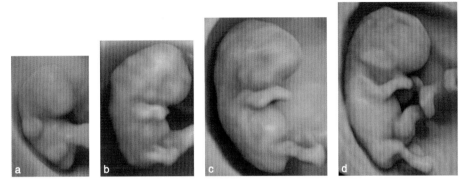

图21.3 7~10周的胚胎发育过程,头臀长从16mm(a)、21mm(b)、29mm(c)到36mm(d)

早至孕11周,胎儿全身及其头部、躯干、四肢和其他结构的比例即可以显示出来。图21.4和图21.5显示11~13周的胎儿。3D图像上,医患双方都可以立即看出胎儿体表的严重畸形。但是需特别提请注意,在3D成像之前,应先进行详细的二维超声检查。图21.6~21.12显示正常和NT增厚胎儿、脐膨出、脊柱裂、面部异常以及上下肢异常的病例3D图像。建议早孕期3D超声观察性别要慎重,因为男性和女性胎儿外生殖器很相似,容易判断错误。对于曾有严重胎儿畸形孕产史的孕妇,3D超声在早孕期排除重大畸形起到关键作用。对于

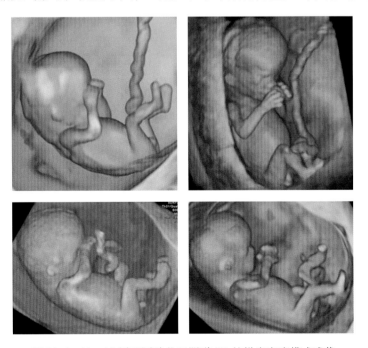

图21.4 11~13周不同胎儿经阴道3D的梯度亮度模式成像

体腔积液的胎儿,3D 表面模式还可以结合透明模式更好地显示病变的程度,如图 11.5 和图 21.13 所示。在多胎妊娠中,3D 超声可显示胎儿及其周围结构,还可以看出单绒毛膜和双绒毛膜双胎妊娠的羊膜隔厚度不同,但是通过二维超声显示羊膜隔是"γ"形还是"T"形判断绒毛膜性更加可信。3D 超声显示异常双胎例如脐动脉反流胎或连体双胎的图像,如图 21.16 所示,能够一眼就诊断出来。

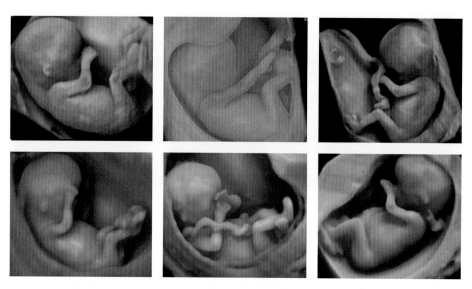

图 21.5　11~13 周不同胎儿的 3D 表面成像,使用 HD-live 表面模式

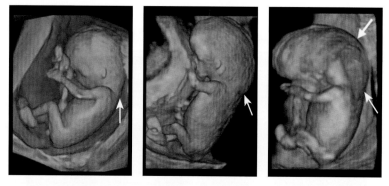

图 21.6　三例胎儿颈部区域(箭头)的表面模式成像。左图:正常颈部;中间图:颈后透明层增厚;右图:颈部淋巴水囊瘤。中间图胎儿为一罕见的染色体异常,右图胎儿为特纳综合征

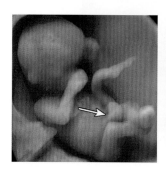
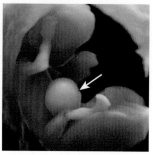

图 21.7　两例 12 周胎儿的表面模式成像。左图为前腹壁闭合(箭头),右图为脐膨出(箭头)

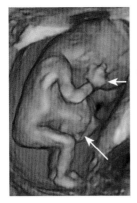
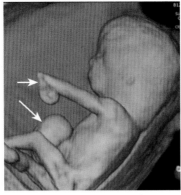

图 21.8 两例脐膨出(箭头)胎儿。左图手部正常,而右图为典型的桡骨发育不良。两例都是18 三体综合征高风险

图 21.9 两个 12 周胎儿的背部表面成像。左侧胎儿背部正常,右图胎儿为开放性脊柱裂脊髓脊膜膨出

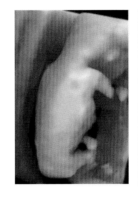
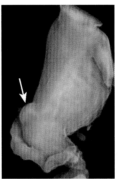

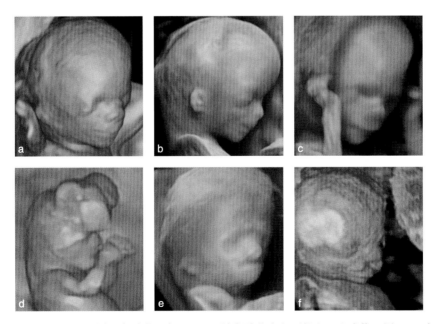

图 21.10 12 ~ 13 周正常胎儿面部(a ~ c)、异常胎儿头和面部(d ~ f)成像。图 a ~ c 中正常胎儿面部的眼睛、鼻子、嘴和耳朵显示清晰;下组图异常胎儿的无脑儿(d)、全前脑的面部畸形、脑膨出和耳低置(d)及唇腭裂面部畸形(f)清晰可辨

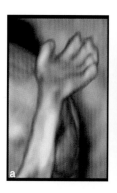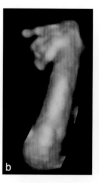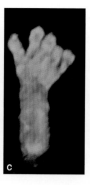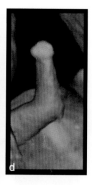

图21. 11 11～13周胎儿手部表面模式成像。图a为正常手部，图b为前臂桡骨发育不良，图c为传自母亲的常染色体显性遗传的多指畸形，图d为唐氏综合征胎儿的手部缺失

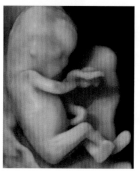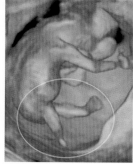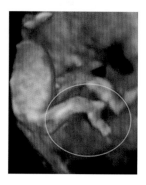

图21. 12 下肢的表面模式成像。左图胎儿下肢正常，中间图为尾部退化综合征的下肢畸形，右图为股骨-胫骨-腓骨复合征的下肢远端畸形

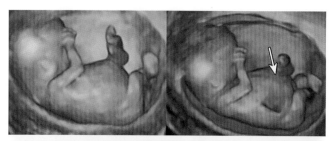

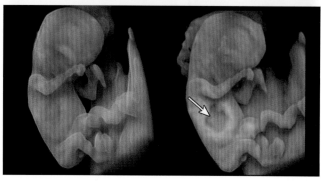

图21. 13 胎儿体内积液。左上图为巨膀胱，腹部增大，右上图采用魔术剪移去腹壁观察腹内，显示扩张的膀胱（箭头）；左下图采用有透视效果的轮廓剪影功能显示肝内囊肿，右下图为采用魔术剪移去表面结构观察囊内（箭头）

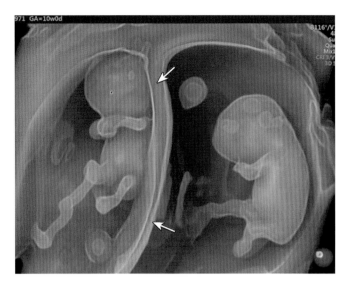

图 21.14 10 周双绒毛膜双胎 HD-live 表面模式结合轮廓剪影功能成像，显示两个妊娠囊腔之间较厚的隔膜（箭头）（与图 21.15 相比较）

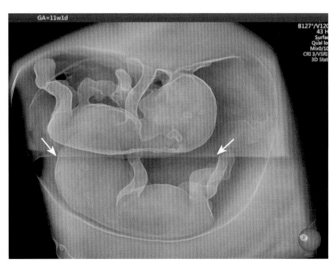

图 21.15 11 周单绒毛膜双胎 HD-live 表面模式结合轮廓剪影功能成像，显示两个妊娠囊腔之间较薄的隔膜（箭头）（与图 21.14 相比较）

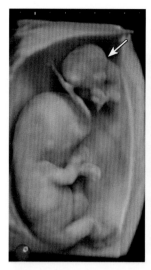
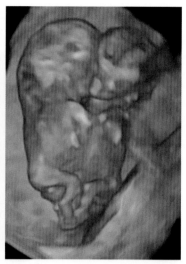

图21.16 11周单绒毛膜双胎胎儿发育不一致。左图为脐动脉反向灌注序列征的无脑无心胎儿(箭头);右图为连体双胎畸形的胸腹相连的表面模式成像

　　最大模式在早孕期不常用到,因为早孕期胎儿骨骼骨化程度低,很少诊断骨骼畸形。图21.17显示应用最大模式对正常和异常胎儿脊柱的成像。

　　3D超声对胚胎和早孕期胎儿检查一个有意义的应用是,显示正常和异常的脑结构(参见第15章)。这些情况下很少用到最小模式,可以用反转模式对早孕期的侧脑室成像(图21.18)。其他的成像方法包括Sono-AVC或新近发展的轮廓剪影技术(图21.19)(参见第11章),将有更多潜在的用途。

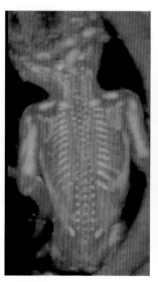
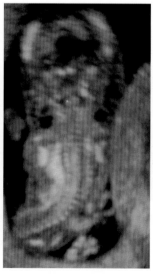

图21.17 胎儿脊柱最大模式成像,左图为13周正常胎儿,右图为12周胎儿体蒂异常的脊柱侧弯

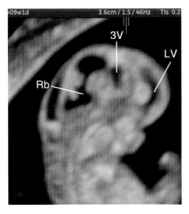
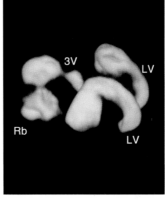

图 21.18　正交平面静态 VCI 模式(左图)和反转模式(右图)显示 9 周胎儿颅内脑室系统。LV:侧脑室,3V:第三脑室,Rb:菱脑

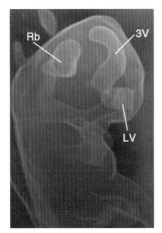
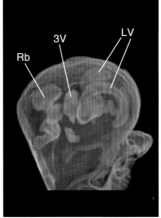

图 21.19　轮廓剪影模式显示 8 周胎儿(左图)和 9 周胎儿(右图)颅内脑室系统。LV:侧脑室,3V:第三脑室,Rb:菱脑

21.3　早孕期多平面成像

若要获得高分辨力的早孕图像,特别是 3D 多平面重建图像,推荐通过经阴道扫查采集 3D 容积数据。等待胚胎或胎儿处于最佳位置、确保能够扫查到胎儿全部解剖结构时,采集的 3D 容积及重建的切面才有意义(图 5.1 ~ 图 5.4)。通过静态 3D 采集容积数据,进行多平面、断层或 Omniview 重建模式获得一个或多个切面图像,此方法在第 5、6 章已介绍。应用断层模式,可以在一张图像上显示完整的胎儿结构,包括颅内结构、面部、眼睛、鼻子和嘴巴、胸腔内心脏位置、胃泡、腹壁、肾脏和膀胱,以及四肢。这种重建模式并不一定总能得到 NT 的标准测量切面(图 5.4)。另外在出现 NT 增厚或淋巴水囊瘤时,多平面重建可以提供可靠的正中矢状切面显示其增厚的程度,且胎儿脊柱、肢体、面部轮廓、体内如肺、膈、肾及其他器官器官在多平面上也都可以很好地显示出来。脑是最佳的 3D 超声检查对象,从孕 7 周开始就可以应用多平面模式进行观察,此后可以逐步观察脑的发育过程,直到中孕早期。图 21.20 ~ 图 21.25 应用正交平面模式和断层模式显示正常和异常早孕的图像,图 21.26 是 STIC 联合彩色多普勒的图像。

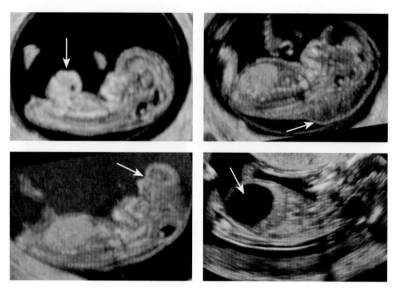

图 21.20 多平面模式重建的正中矢状切面联合 VCI 模式显示各种胎儿畸形。左上图：胎儿脐膨出；右上图：胎儿颈部淋巴水囊瘤；左下图：无脑儿；右下图：胎儿巨膀胱

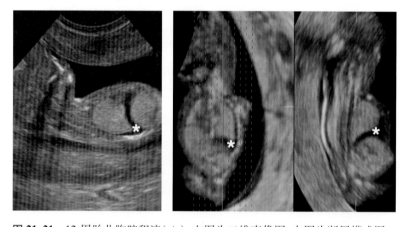

图 21.21 12 周胎儿胸腔积液(＊)，左图为二维声像图，右图为断层模式图

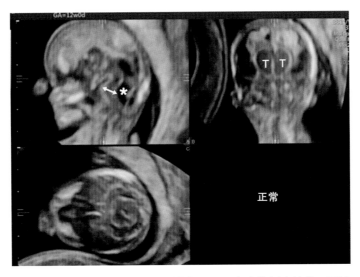

图 21.22 多平面的正交三平面模式显示正常胎儿颅内结构。可清楚显示颅内透明层(＊),细长的脑干(双箭头)及两侧的丘脑

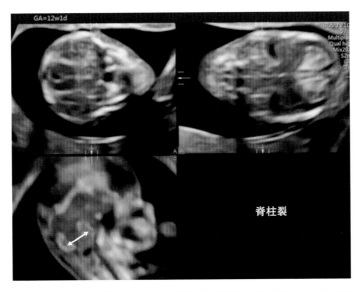

图 21.23 多平面的正交三平面模式显示开放性脊柱裂胎儿颅内结构。后颅窝内脑干增厚(双箭头),几乎无脑脊液,颅内透明层消失(与图 21.22 相对比)

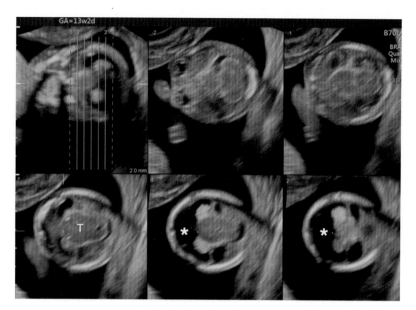

图 21.24 胎儿全前脑的断层模式显示大脑镰缺失,双侧脑室(﹡)和丘脑
(T)融合,与图 21.22 的双侧丘脑分开比较

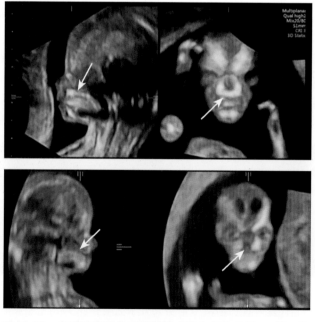

图 21.25 多平面的正交三平面模式联合 VCI 显示 13 周正常
胎儿上颌(上图)及胎儿唇腭裂的上颌裂隙(下图)

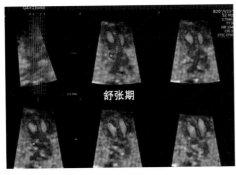

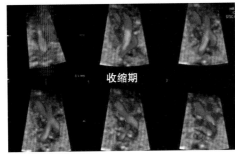

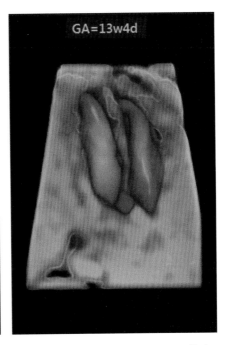

图 21.26 经阴道扫查获取的 13 周胎儿心脏多普勒 STIC 容积数据。左侧为多平面模式，右侧为玻璃体模式。左上图为舒张期，左下图为收缩期。右图四腔心切面显示双侧心室的血流充盈

21.4 结论

3D/4D 超声使早孕期胚胎和胎儿的超声检查发生了革命性的改变，经阴道 3D 超声可以重建任何标准切面，具有主要的优势。3D 超声多种成像模式可以克服经阴道探头操作的局限性，获得的高分辨力图像对于了解胚胎和胎儿的发育过程提供了有价值的信息，特别是可以了解胚胎期脑结构的发育。正常和异常胎儿的外表可以通过表面模式获得可靠的立体图像，很好地显示诸如面部、四肢、前腹壁、背部和其他部位的表面结构。3D 超声的引进，极大地促进了胚胎和胎儿的精确检查。

参考数据与文献来源

以关键词"fetal,3D,ultrasound"在 PubMed 搜索 2015 年以前的资料,结果有 1000 篇左右相关内容,本专著不可能列出全部文献的菜单,特别是本书定位于应用指导。这里只提供了部分参考资料来源,包括了一些部分或全面介绍三维技术和临床应用的书籍和杂志文章。

参考书籍

Abu-Rustum RS. A Practical Guide to 3D Ultrasound. London: CRC Press, Taylor & Francis Group, 2014

Abuhamad A, Chaoui R. A Practical Guide to Fetal Echocardiography: Normal and Abnormal Hearts. 3rd ed. Philadelphia: Lippincott-Williams Wilkins, 2015

Gembruch U, Hecher K, Steiner H. Ultraschalldiagnostik in Geburtshilfe und Gynäkologie, 2. Auflage, Heidelberg, Springer-Verlag, 2016

Kurjak A, Azumendi G. The Fetus in Three Dimensions: Imaging, Embryology and Fetoscopy. London: Taylor & Francis, 2007

Levaillant JM, Bault J-P, Benoit B. Pratique de l´ échographie volumique-Echographie obstetricale. Paris: Sauramps Medical, 2008

Levaillant JM, Bault J-P, Benoit B, Couly G. La Face Foetale Normale et Pathologique : Aspects Échographiques. Paris: Sauramps Medical, 2013

Paladini D, Volpe P. Ultrasound of Congenital Fetal Anomalies. London: CRC Press, Taylor & Francis Group, 2014

参考文献

Abuhamad A, Falkensammer P, Reichartseder F, Zhao Y. Automated retrieval of standard diagnostic fetal cardiac ultrasound planes in the second trimester of pregnancy: a prospective evaluation of software. Ultrasound Obstet Gynecol 2008; 31: 30–36

Abuhamad AZ. Standardization of 3-dimensional volumes in obstetric sonography: a required step for training and automation. J Ultrasound Med 2005; 24: 397–401

Acar P, Dulac Y, Taktak A, Abadir S. Real-time three-dimensional fetal echocardiography using matrix probe. Prenat Diagn 2005; 25: 370–375

Achiron R, Gindes L, Zalel Y, Lipitz S, Weisz B. Three- and four-dimensional ultrasound: new methods for evaluating fetal thoracic anomalies. Ultrasound Obstet Gynecol 2008; 32: 36–43

Benacerraf BR, Shipp TD, Bromley B. How sonographic tomography will change the face of obstetric sonography: a pilot study. J Ultrasound Med 2005; 24: 371–378

Benacerraf BR. Inversion mode display of 3D sonography: applications in obstetric and gynecologic imaging. AJR Am J Roentgenol 2006; 187: 965–971

Benoit B, Chaoui R. Three-dimensional ultrasound with maximal mode rendering: a novel technique for the diagnosis of bilateral or unilateral absence or hypoplasia of nasal bones in second-trimester screening for Down syndrome. Ultrasound Obstet Gynecol 2005; 25: 19–24

Benoit B, Chaoui R, Heling KS. Static Volume Contrast Imaging (Static VCI): Principle and Clinical applications. GE-White Papers 2009;: 1–11

Benoit B. The value of three-dimensional ultrasonography in the screening of the fetal skeleton. Childs Nerv Syst 2003; 19: 403–409

Campbell S, Lees C, Moscoso G, Hall P. Ultrasound antenatal diagnosis of cleft palate by a new technique: the 3D "reverse face" view. Ultrasound Obstet Gynecol 2005; 25: 12–18

Chaoui R, Kalache KD, Hartung J. Application of three-dimensional power Doppler ultrasound in prenatal diagnosis. Ultrasound Obstet Gynecol 2001; 17: 22–29

Chaoui R, Heling KS, Karl K. Ultrasound of the fetal veins part 2: Veins at the cardiac level. Ultraschall Med 2014; 35: 302–18–quiz319–21

Chaoui R, Levaillant JM, Benoit B, Faro C, Wegrzyn P, Nicolaides KH. Three-dimensional sonographic description of abnormal metopic suture in second- and third-trimester fetuses. Ultrasound Obstet Gynecol 2005; 26: 761–764

Chaoui R, Heling KS, Kainer F, Karl K. (Fetal Neurosonography using 3-dimensional Multiplanar Sonography)(German). Z Geburtsh Neonatol 2012; 216: 54–62

Chaoui R, Heling K, Karl K. Ultrasound of the Fetal Veins Part 1: The Intrahepatic Venous System. Ultraschall Med 2014; 35: 208–228

Chaoui R, Benoit B. Volume Ultrasound, rendering modes and clinical application. GE-White Papers 2006;: 1–8

Chaoui R, Hoffmann J, Heling KS. Three-dimensional (3D) and 4D color Doppler fetal echocardiography using spatio-temporal image correlation (STIC). Ultrasound Obstet Gynecol 2004; 23: 535–545

Chaoui R, Nicolaides KH. From nuchal translucency to intracranial translucency: towards the early detection of spina bifida. Ultrasound Obstet Gynecol 2010; 35: 133–138

Chaoui R, Heling KS. Grundlagen der 3D- und 4D-Echokardiographie beim Fetus unter Nutzung der Spatio-Temporal-Image-Correlation(STIC)-Software. Ultraschall Med 2006; 27: 1–7

Chaoui R, Heling KS. Three-dimensional ultrasound in prenatal diagnosis. CurrOpinObstet Gynecol 2006; 18: 192–202

Chaoui R, Rake A, Heling KS. Drei- und vierdimensionale fetale Echokardiographie. Gynäkologe 2006; 39: 15–24

Chaoui R, Heling KS. New developments in fetal heart scanning: Three- and four-dimensional fetal echocardiography. Semin Fetal Neonatal Med 2005; 10: 567–577

DeVore GR, Falkensammer P, Sklansky MS, Platt LD. Spatio-temporal image correlation (STIC): new technology for evaluation of the fetal heart. Ultrasound Obstet Gynecol 2003; 22: 380–387

DeVore GR, Polanco B, Sklansky MS, Platt LD. The "spin" technique: a new method for examination of the fetal outflow tracts using three-dimensional ultrasound. Ultrasound Obstet Gynecol 2004; 24: 72–82

Deng J. Terminology of three-dimensional and four-dimensional ultrasound imaging of the fetal heart and other moving body parts. Ultrasound Obstet Gynecol 2003; 22: 336–344

Espinoza J, Kusanovic JP, Goncalves LF, Nien JK, Hassan S, Lee W, Romero R. A novel algorithm for comprehensive fetal echocardiography using 4-dimensional ultrasonography and tomographic imaging. J Ultrasound Med 2006; 25: 947–956

Espinoza J, Goncalves LF, Lee W, Chaiworapongsa T, Treadwell MC, Stites S, Schoen ML, Mazor M, Romero R. The use of the minimum projection mode in 4-dimensional examination of the fetal heart with spatiotemporal image correlation. J Ultrasound Med 2004; 23: 1337–1348

Espinoza J, Lee W, Comstock C, Romero R, Yeo L, Rizzo G, Paladini D, Vinals F, Achiron R, Gindes L, Abuhamad A, Sinkovskaya E, Russell E, Yagel S. Collaborative study on 4-dimensional echocardiography for the diagnosis of fetal heart defects: the COFEHD study. J Ultrasound Med 2010; 29: 1573–1580

Goncalves LF, Espinoza J, Romero R, Kusanovic JP, Swope B, Nien JK, Erez O, Soto E, Treadwell MC. Four-dimensional ultrasonography of the fetal heart using a novel Tomographic Ultrasound Imaging display. J PerinatMed 2006; 34: 39–55

Goncalves LF, Romero R, Espinoza J, Lee W, Treadwell M, Chintala K, Brandl H, Chaiworapongsa T. Four-dimensional ultrasonography of the fetal heart using color Doppler spatiotemporal image correlation. J Ultrasound Med 2004; 23: 473–481

Heling KS, Chaoui R. The Use of the Minimum Mode in Prenatal Ultrasound Diagnostics – Possibilities and Limitations. J Turkish-German Gynecol Assoc 2008; 9: 212–216

Karl K, Heling KS, Chaoui R. Ultrasound of the Fetal Veins Part 3: The Fetal Intracerebral Venous System. Ultraschall Med 2016; 37: 6–26

Kim MS, Jeanty P, Turner C, Benoit B. Three-dimensional sonographic evaluations of embryonic brain development. J Ultrasound Med 2008; 27: 119–124

Lee W, Chaiworapongsa T, Romero R, Williams R, McNie B, Johnson A, Treadwell M, Comstock CH. A diagnostic approach for the evaluation of spina bifida by three-dimensional ultrasonography. J Ultrasound Med 2002; 21: 619–626

Lee W, Goncalves LF, Espinoza J, Romero R. Inversion mode: a new volume analysis tool for 3-dimensional ultrasonography. J Ultrasound Med 2005; 24: 201–207

Leibovitz Z, Haratz KK, Malinger G, Shapiro I, Pressman C. Fetal posterior fossa dimensions: normal and anomalous development assessed in mid-sagittal cranial plane by three-dimensional multiplanar sonography. Ultrasound Obstet Gynecol 2014; 43: 147–153

Martinez-Ten P, Perez-Pedregosa J, Santacruz B, Adiego B, Barrón E, Sepulveda W. Three-dimensional ultrasound diagnosis of cleft palate: "reverse face", "flipped face" or "oblique face" which method is best? Ultrasound Obstet Gynecol 2009; 33: 399–406

Merz E, Abramowicz J, Blaas HG, Deng J, Gindes L, Lee W, Platt LD, Pretorius D, Schild R, Sladkevicius P, Timor-Tritsch I. 3D imaging of the fetal face - Recommendations from the International 3D Focus Group. Ultraschall Med 2012; 33: 175–182

Merz E, Welter C. 2D and 3D Ultrasound in the evaluation of normal and abnormal fetal anatomy in the second and third trimesters in a level III center. Ultraschall Med 2005; 26: 9–16

Michailidis GD, Papageorgiou P, Economides DL. Assessment of fetal anatomy in the first trimester using two- and three-dimensional ultrasound. The British journal of radiology 2002; 75: 215–219

Moeglin D, Talmant C, Duyme M, Lopez AC. Fetal lung volumetry using two- and three-dimensional ultrasound. Ultrasound Obstet Gynecol 2005; 25: 119–127

Paladini D, Vassallo M, Sglavo G, Lapadula C, Martinelli P. The role of spatio-temporal image correlation (STIC) with tomographic ultrasound imaging (TUI) in the sequential analysis of fetal congenital heart disease. Ultrasound Obstet Gynecol 2006; 27: 555–561

Paladini D, Volpe P, Sglavo G, Vassallo M, De Robertis V, Marasini M, Russo MG. Transposition of the great arteries in the fetus: assessment of the spatial relationships of the arterial trunks by four-dimensional echocardiography. Ultrasound Obstet Gynecol 2008; 31: 271–276

Paladini D, Giovanna Russo M, Vassallo M, Tartaglione A. The "in-plane" view of the inter-ventricular septum. A new approach to the characterization of ventricular septal defects in the fetus. Prenat Diagn 2003; 23: 1052–1055

Paladini D, Sglavo G, Masucci A, Pastore G, Nappi C. Role of four-dimensional ultrasound (spatio-temporal image correlation and Sonography-based Automated Volume Count) in prenatal assessment of atrial morphology in cardiosplenic syndromes. Ultrasound Obstet Gynecol 2011; 38: 337–343

Pashaj S, Merz E. Prenatal Demonstration of Normal Variants of the Pericallosal Artery by 3D Ultrasound. Ultraschall Med 2014; 35: 129–133

Pilu G. Three dimensional ultrasound of cranio-facial anomalies. GE-White Papers 2006;: 1–12

Pilu G, Ghi T. Preliminary experience with Advanced Volume Contrast Imaging (VCI) and Omniview in obstetric and gynecologic ultrasound. GE-White Papers 2012;: 1–6

Pilu G, Segata M, Ghi T, Carletti A, Perolo A, Santini D, Bonasoni P, Tani G, Rizzo N. Diagnosis of midline anomalies of the fetal brain with the three-dimensional median view. Ultrasound Obstet Gynecol 2006; 27: 522–529

Pilu G, Ghi T, Carletti A, Segata M, Perolo A, Rizzo N. Three-dimensional ultrasound examination of the fetal central nervous system. Ultrasound Obstet Gynecol 2007; 30: 233–245

Platt LD, Devore GR, Pretorius DH. Improving cleft palate/cleft lip antenatal diagnosis by 3-dimensional sonography: the "flipped face" view. Journal of Ultrasound in Medicine 2006; 25: 1423–1430

Pooh RK. Neurosonoembryology by three-dimensional ultrasound. Semin Fetal Neonatal Med 2012; 17: 261–268

Ruano R, Benachi A, Aubry MC, Dumez Y, Dommergues M. Volume contrast imaging: A new approach to identify fetal thoracic structures. J Ultrasound Med 2004; 23: 403–408

Sarut Lopez A, Heling KS, Chaoui R. 3D-Ultraschall in der Pränataldiagnostik. Gynäkologische Praxis 2012;: 23–34

Tonni G, Grisolia G, Sepulveda W. Second trimester fetal neurosonography: reconstructing cerebral midline anatomy and anomalies using a novel three-dimensional ultrasound technique. Prenat Diagn 2014; 34: 75–83

Vinals F, Munoz M, Naveas R, Giuliano A. Transfrontal three-dimensional visualization of midline cerebral structures. Ultrasound Obstet Gynecol 2007; 30: 162–168

Volpe P, Campobasso G, Stanziano A, De Robertis V, Di Paolo S, Caruso G, Volpe N, Gentile M. Novel application of 4D sonography with B-flow imaging and spatio-temporal image correlation (STIC) in the assessment of the anatomy of pulmonary arteries in fetuses with pulmonary atresia and ventricular septal defect. Ultrasound Obstet Gynecol 2006; 28: 40–46

Xiong Y, Chen M, Chan LW, Ting YH, Fung TY, Leung TY, Lau TK. Scan the fetal heart by real-time three-dimensional echocardiography with live xPlane imaging. Journal of Maternal-Fetal and Neonatal Medicine 2012; 25: 324–328

Yeo L, Romero R, Jodicke C, Oggè G, Lee W, Kusanovic JP, Vaisbuch E, Hassan S. Four-chamber view and "swing technique" (FAST) echo: a novel and simple algorithm to visualize standard fetal echocardiographic planes. Ultrasound Obstet Gynecol 2011; 37: 423–431